TRAITÉ

DES FIEVRES

ET

DES INFLAMMATIONS.

TRAITÉ

DES FIÈVRES

ET

DES INFLAMMATIONS

DE JOSEPH QUARIN,

MÉDECIN DE L'EMPEREUR JOSEPH II, MÉDECIN EN CHEF DE L'HÔPITAL DES FRÈRES DE LA MISÉRICORDE, MEMBRE DE PLUSIEURS ACADÉMIES.

Ouvrage traduit du latin sur l'édition de Vienne de 1781, avec des notes du Traducteur, PAR J. B. EMONNOT, DOCTEUR EN MÉDECINE.

TOME PREMIER.

A PARIS,

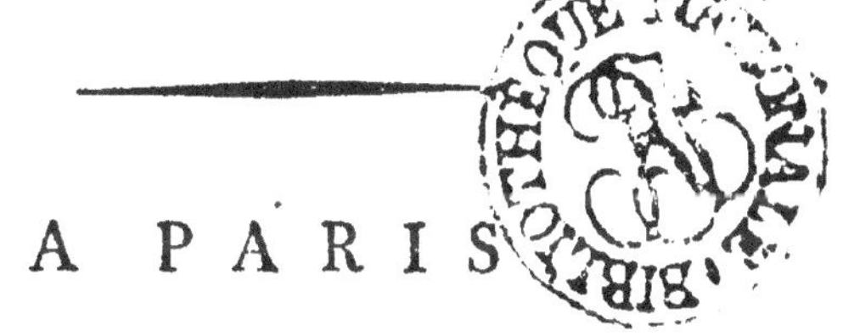

Chez
{
LOGEROT-PETIET, imp., rue et maison des Capucines, vis-à-vis la place Vendôme.
RÉMONT, lib., quai des Augustins, n°41.
L'Auteur, rue Notre-Dame-des-Victoires, n°. 58.

AN VIII.

A MON AMI

ESTIER,

NOTAIRE A PARIS.

CE n'est, mon ami, ni à la puissance, ni à la fortune que je sacrifie : en vous dédiant mon ouvrage, j'obéis à l'amitié, à ce sentiment consolateur, dont chacun parle, mais que tant de gens ignorent, et dont vous m'offrez avec le modèle toutes les jouissances et tous les charmes. Ce n'est pas seulement à l'ami vrai, c'est encore à l'homme intègre, à l'un des plus éclairés et des plus dignes dépositaires de la confiance publique, à l'esprit aimable, au cœur vertueux que j'aime à offrir le tribut de mon travail. Puisse l'indulgent accueil du public donner du prix à l'offrande de l'amitié, et puisse la vôtre toujours facile, suppléer à l'insuffisance de ce témoignage trop faible de mon profond et inaltérable attachement.

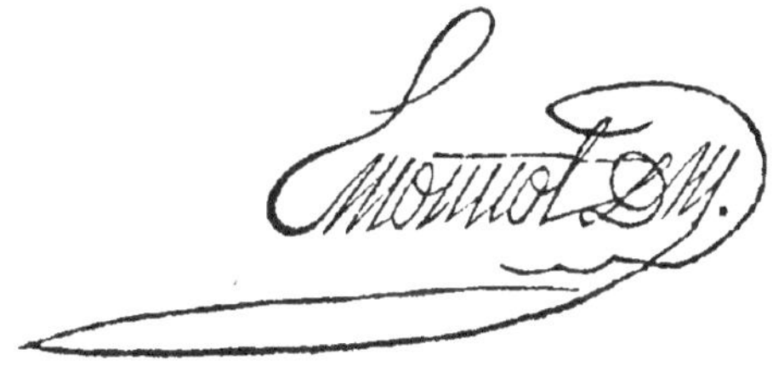

NOBIS IN ARTO ET INGLORIUS LABOR.

Tacit. annal. lib. VI.

PRÉFACE
DU TRADUCTEUR.

UNE traduction du latin est dans notre art un genre d'ouvrage auquel généralement on accorde assez peu d'importance , et je n'ai pas l'orgueilleuse prétention d'en appeler de ce jugement de l'opinion. Cependant si , comme il est incontestable , en médecine , ainsi que dans toutes les sciences , le mérite d'un ouvrage se compose , et de la difficulté de l'exécution, et de l'utilité du travail, celui-ci a peut-être, sous l'un et l'autre aspect, des droits mieux fondés qu'on ne pense à la recommandation publique.

Asservi par des règles sévères , dont il ne peut, ni ne doit s'écarter , un traducteur rencontre à chaque pas des obstacles à vaincre, des dégoûts à combattre, des difficultés à surmonter. Enchaîné par la pensée , il l'est encore par l'expression ; son style doit être simple sans incorrection , concis sans être obscur et trop serré , clair lors même que le texte est diffus ou embarrassé. Servile interprète des idées d'un autre , avant de commencer son travail, il doit, par une recherche attentive et suivie , étudier soigneusement la méthode de son auteur, se nourrir de ses principes, se pénétrer de son esprit ; il faut , pour parler ainsi , qu'il se dépouille de sa propre pensée pour se renfermer et s'envelopper tout entier dans celle d'autrui.

Mais sans étendre davantage l'énumération des difficultés multipliées qu'offre un pareil genre de travail , et sans insister plus longtems sur les conditions , plus aisées à indiquer qu'à remplir , que requiert une bonne traduction , c'est sous le rapport de son utilité qu'il faut plus spécialement la considérer.

Leibnitz , lorsqu'il formait le vœu d'une langue universelle , avait bien reconnu les inconvéniens divers de leur multiplicité , et les empêchemens nombreux que cette variété de langage apportait au progrès des lumières.

Parmi les gens de l'art , il en est sans doute , mais c'est le petit nombre , qui studieux par goût et par le sentiment d'une impérieuse nécessité , ont acquis et conservé une heureuse habitude des langues les plus usitées , et particulièrement de celle qui forme la source la plus féconde des connaissances médicales. Encore est-il vrai de dire que pour ceux-là même , la lecture des auteurs latins est toujours plus laborieuse que celle des ouvrages français , qu'elle leur dépense plus de tems et qu'elle leur coûte plus d'application. Or , si les instans sont précieux pour tous , c'est principalement pour le médecin qu'ils sont d'un prix inestimable ; celui-ci est comptable de tous ses momens à soi-même et à l'humanité , et de fidèles traductions ne seront pas sans avantage , même pour cette classe trop peu nombreuse d'hommes instruits et exercés , puisqu'elles auront celui d'économiser leurs veilles et leur tems d'autant plus précieux qu'ils savent mieux le mettre à profit.

Cependant que la traduction d'un ou-

vrage latin n'offre qu'une faible ressource,
ou, si l'on veut même, qu'elle n'en présente
aucune à quelques hommes très-familiarisés
avec cette langue, soit. Mais, outre cette
première classe de médecins infatigables,
qui savent allier une pratique très - active
à une continuité d'études non-interrompues,
j'en distingue deux autres : l'une composée
d'hommes éclairés, de praticiens recommandables, mais qui, livrés presque entièrement aux fonctions extérieures de leur
état, leur dérobent à peine quelques instans pour les donner au travail du cabinet,
et perdent ainsi, en peu d'années, l'habitude d'une langue qu'ils ne pratiquent plus;
ils pourront peut-être encore, avec plus ou
moins de succès, consulter çà et là un auteur
latin, ils le parcoureront péniblement; ils
l'auraient lu, approfondi et médité avec
fruits, s'ils eussent rencontré moins de difficultés à l'entendre. Que sera-ce si, comme
il arrive souvent, ces mêmes hommes, quelque soit d'ailleurs leur talent et leur capa-
cité, n'ont jamais bien possédé cette langue

qui fait la base principale des connaissances anciennes? elle leur sera bientôt entièrement étrangère, et ils seront ainsi privés à jamais de la faculté de fouiller dans cette mine intarissable de richesses médicales, si les amis de l'art ne s'efforcent de l'exploiter à leur profit.

Mais la traduction qui, pour cette seconde classe, est de la plus grande utilité, devient nécessaire et indispensable pour la troisième.

Je la compose de tous ceux qui, pratiquant ou se destinant à exercer l'art de guérir, n'ont pu, par quelques circonstances que ce soit, s'adonner, dans leur première jeunesse, à l'étude de la langue latine; et on sait assez combien cette dernière classe a été nombreuse dans tous les tems, et combien sur-tout elle s'est accrue depuis quelques années. Ces hommes néanmoins, dénués d'un moyen aussi précieux d'instruction, n'auront pas des fonctions moins importantes et moins sublimes à remplir que le savant le plus érudit et le médecin le plus éclairé. Ce seront également des hommes dont la vie sera commise à leurs soins, et c'est aussi entre leurs mains que le chef d'une famille éplorée, que la mère de nombreux enfans prêts à perdre leur unique et nécessaire appui, remettront leur salut incertain.

Est-ce donc un travail si futile que celui qui tend à ouvrir de nouvelles sources de connaissances, et à verser l'instruction sur une classe aussi nombreuse et aussi intéressante de praticiens, à qui, peut-être, il n'eût fallu que l'occasion favorable ou les moyens physiques nécessaires, pour devenir des médecins distingués? N'est-ce pas servir utilement, tout-à-la-fois, l'honneur de l'art et l'intérêt de l'humanité, que de contribuer de tous ses efforts à réparer chez les autres le tort des circonstances ou les injures de la fortune; et, tandis que des savans du premier mérite professent pour un certain nombre dans les écoles, ceux-là ont-ils fait si peu, qui, concourant de tout leur zèle au même but, professent pour tous dans leur cabinet?

C'est en partie par ces mêmes raisons que CORVISART , avec tant de moyens d'être original et tant de facilités à puiser dans son propre fond , n'a pas dédaigné de traduire les aphorismes de STOLL. Les mêmes vues ont dirigé les estimables traducteurs de la médecine pratique de ce dernier médecin , de BAGLIVI , de GAUBIUS et de plusieurs autres. Tels sont aussi les motifs qui m'ont déterminé à traduire QUARIN.

Cet auteur , un des plus grands maîtres que l'Allemagne ait produit , y jouit de la plus haute célébrité , ainsi qu'en Italie. En France , il est à peine connu , et la traduction que je donne de ses deux premiers ouvrages , n'eût-elle d'autre avantage que celui de faire naître le desir de lire l'original , et de répandre ainsi , d'une manière indirecte , sa doctrine avec son nom , je m'applaudirais encore de l'avoir faite.

Après avoir occupé , à Vienne , pendant plusieurs années , la chaire de médecine pratique du baron de VAN-SWIETEN , son illustre maître , QUARIN fut appelé à la cour,

en qualité de premier médecin de l'empereur JOSEPH II, et, de ce poste éminent,
il rendit à l'art tous les services qui furent
en son pouvoir. Il s'occupa de perfectionner l'instruction médicale, établit des écoles
cliniques qui, depuis, nous ont servi de
modéles ; porta ses vues sur les hôpitaux,
fonda des hospices, et s'efforça de donner à ceux-ci la salubrité nécessaire, et
de procurer aux autres toute celle dont
leurs localités les rendaient susceptibles.
Pour ne rien négliger de ce qui pouvait
concourir au perfectionnement de ces établis-
semens de bienfaisance publique, QUARIN
demanda et obtint la faculté de voyager en
France, en Angleterre, en Italie, pour vi-
siter les hôpitaux de ces différens pays ;
partout, il observa avec la plus scrupuleuse
attention, il scruta jusques aux moindres dé-
tails de salubrité, d'économie, de régime,
d'adminsitration ; il trouva sans doute beaucoup à blamer, quelquefois à recueillir, et,
riche de ces honorables dépouilles, éclairé
même par les fautes et les erreurs des nations

qu'il parcourut, il rentra dans sa patrie, et mit alors à exécution les utiles réformes qu'il méditait. C'est ainsi que ce médecin philantrope, du faîte des grandeurs, où l'avait porté la supériorité de ses talens, se plaisait à redescendre dans ces vastes dépôts de toutes les misères humaines, pour les soulager et les adoucir.

Le premier ouvrage que QUARIN publia fut son traité des fièvres. Il donna ensuite celui des inflammations. L'une et l'autre édition ayant été bientôt épuisée, il jugea convenable de réunir ces deux corps d'ouvrage en un seul, et ce fut ainsi qu'il les réimprima en 1781. Il y ajouta quelques observations nouvelles, et en retrancha un opuscule intitulé : *Essai sur la ciguë*, lequel terminait le traité des fièvres. Cet essai contient plusieurs observations intéressantes sur les vertus et les effets de cette plante. Je ne l'ai point rapporté ; car, sans pénétrer ses motifs (1), j'ai dû, respecter l'intention de l'auteur.

____

(1) Le *libellus de cicutá* de STORK, ouvrage beaucoup

Ce fut après avoir donné au public cette seconde édition de ses deux premiers ouvrages qu'il mit au jour celui sur les maladies chroniques, dont la traduction déja avancée suivra de près celle-ci. Ce n'est pas ici le lieu de faire l'éloge de ce dernier traité ; mais je ne pense pas qu'on ait rien écrit de plus rationel, de plus méthodique et de plus satifaisant sur ces dernières maladies qui sont tout-à-la-fois le désespoir et l'écueil de la médecine.

Les ouvrages de médecine pratique ne sauraient être trop multipliés, et cependant, chez nous, ils deviennent rares de plus en plus. On écrit beaucoup sur les sciences accessoires ; la chimie, la physique, la botanique sont, en France, sur-tout, l'objet presque unique des méditations et des recherches des savans. Que ces hommes si dignes de notre admiration soient en même tems l'objet de notre reconnaissance et de

plus étendu et plus réputé, est peut-être ce qui a déterminé QUARIN à supprimer ce qu'il avait écrit sur le même sujet.

nos respects; profitons de leurs utiles leçons, instruisons-nous à leur école, mais souvenons nous qu'il n'est donné qu'au très-petit nombre de les égaler, et craignons, en voulant les atteindre, de nous égarer sur leurs pas. L'esprit d'innovation nous gagne; chacun s'occupe de systêmes nouveaux et de nouvelles découvertes. On adopte avec enthousiasme de prétendus remèdes, qui trop souvent ne remédient à rien. Accueillons les nouveautés, mais avec une sage défiance et avec circonspection, rattachons nous aux principes hippocratiques et à la saine doctrine, et après avoir moissonné dans le vaste champ qu'ont fertilisé nos prédécesseurs, nous aurons encore à recueillir dans celui qu'on travaille à défricher.

Les allemands nés observateurs ont plus qu'aucune autre nation le mérite de perfectionner les sciences fondées sur l'expérience, et chez eux la médecine clinique est depuis long-tems, une école toujours ouverte, où ils vont à tous les âges puiser de nouvelles leçons. Rendons graces aux écrivains estimables qui nous transmettent périodiquement l'analyse des utiles travaux des HUFELAND, des VEICKARD, des SIEBOLD, des LODER, des SŒMMERING, des LOEFLER, des VICHMANN, des RICHTER et de tant d'autres auteurs, vraiment praticiens, qui, chaque jour enrichissent le domaine de la médecine, de leurs nouvelles observations.

On l'a remarqué, les productions littéraires et scientifiques de la Germanie, péchent pour l'ordinaire, par une certaine prolixité quelquefois fastidieuse, dont le Sydenham des allemands, STOLL lui-même n'est point exempt. QUARIN est loin de mériter un pareil reproche. Tous ses moyens sont classés avec ordre, ses traitemens méthodiques, ses notions précises, ses raisonnemens concis; il n'omet rien d'essentiel, il n'ajoute rien de superflu, son style est serré et et aphoristique, sa méthode claire et facile, ses principes savamment déduits. C'est la doctrine la plus pure d'HIPPOCRATE, de CELSE et de GALLIEN, de SYDENHAM et de Boerrhave, de Van - Swieten et d'Hoffmann; Huxam, Dehaen, Rivière, Baglivi, Willis, Baillou, Morgagni, Mead, Zimmermann, Haller, lui ont tour à tour payé le tribut de leurs lumières et de leur expérience; il a mis à contribution les Pringle, les Vogel, les Cullen, les Stork, les Prosper Alpin, les Fothergill, les Macbride, les Freind, et une multitude d'autres auteurs célèbres qu'il serait trop long de nommer; il a compulsé les actes de toutes les sociétés savantes, fouillé dans tous les dépôts des connaissances anciennes et modernes, il s'est approprié les richesses médicales de tous les tems et de toutes les nations, il les a adaptées à sa pratique, il les a comparées, éprouvées, et pour ainsi dire, fondues et combinées au même creuset, celui de l'expérience, et du faisceau de toutes ces lumières réunies aux siennes, il a formé un corps de doctrine complet et comme la somme de toute la médecine.

Un ouvrage également recommandable

par l'érudition profonde, la rectitude du jugement et la justesse des vues de son auteur, méritait bien, sans doute, d'être mis à la portée de tous. La jeunesse y puisera les principes les plus sûrs de l'art de guérir ; l'âge mûr s'y affermira dans ces mêmes principes et y recueillera des connaissances nouvelles ; la vieillesse et l'expérience consommée pourront s'y recorder utilement et même encore s'y instruire ; nul ne le lira sans fruit (1), et je ne crains pas d'avancer, que tout praticien, judicieux et capable, qui choisira QUARIN pour régulateur et pour guide, aura droit, autant et plus que beaucoup d'autres, à des succès suivis et signalés.

Homme sensible autant qu'écrivain éclairé, l'auteur que je traduis embrassant à-la-fois toutes les parties de la science du médecin, et calculant toute la puissance des affections morales sur les facultés physiques de l'homme, toute la force réactive des sentimens

____

(1) VICQ-D'AZIR avait habituellement dans sa voiture les œuvres de QUARIN.

sur les sensations , apporta toujours au lit des malades cet esprit d'une douce persuasion , cette cordialité touchante , cet accent si soulageant d'intérêt et de condoléance , qui rassure l'ame et la fortifie , distrait la sensibilité et allége effectivement la souffrance.

QUARIN savait qu'indépendamment de la justesse nécessaire dans l'application de ces lois fondamentales , exposées avec tant d'ordre et de clarté dans ses ouvrages , il en est d'un autre genre qui , dans notre profession , ne sont pas moins essentielles à suivre et sur l'observance desquelles il est d'autant plus nécessaire d'insister que leur importance est généralement moins sentie et qu'elles sont moins connues ou plus négligées. Je veux parler des règles qui doivent diriger la conduite morale du médecin envers son malade , conduite de laquelle , dans plus d'un cas , dépend tout le succès du traitement, et qui , dans presque toutes les circonstances , influe d'une manière plus ou moins notable sur l'efficacité des moyens physiques.

Cette matière de la plus haute importance et sur laquelle on se tait dans les écoles, mériterait d'être l'objet d'un cours spécial, et je voudrais même, qu'il fût tellement indispensable, que nul ne pût être admis à exercer l'art de guérir, sans l'avoir suivi préalablement et en avoir fourni la preuve authentique. La France aurait, sans doute, à se glorifier d'avoir donné aux autres nations l'honorable exemple d'une aussi louable institution. Qu'on me permette de retracer succinctement ici ces devoirs sacrés et, ce me semble, si doux à remplir, du médecin envers l'infortuné qui l'appelle. Cette légère esquisse me paraît devoir être le complément nécessaire de tout ouvrage pratique.

L'art de guérir n'est pas uniquement celui de discerner la nature du mal et d'y adapter le remède physique convenable. Le médecin véritablement digne de ce nom, sentira

qu'il a bien d'autres fonctions à remplir auprès de l'être souffrant et si digne d'intérêt
qui lui commettant le soin de ses jours et le
dépôt de sa vie, abdique, pour ainsi dire,
entre ses mains le soin inaliénable de sa
propre conservation. La médecine morale,
cette science sublime et trop peu étudiée,
dont le médecin vraiment né pour l'être
doit puiser les élémens dans son propre
cœur, bien plus encore que dans les froides
combinaisons de son esprit, cet art, cet art
précieux de parler à l'ame de son malade,
d'interroger sa souffrance avec sensibilité,
de caresser avec douceur et de rassurer
son imagination effrayée ou contristée, de
sonder et deviner ses besoins, de compatir
avec onction à ses douleurs, de circonve-
nir son esprit, de s'emparer de sa confiance,
d'envahir son affection......... Cet art,
dis-je, est souvent la partie la plus importante et est incontestablement la plus noble
de la profession du médecin.

La médecine morale, est à la médecine

physique, ce que l'ame est au corps ; elle anime, féconde et vivifie nos efforts, sans elle, on peut-être un savant, on ne sera jamais un médecin. Que celui-ci soit l'ami de son malade, en même tems qu'il est son guide et son appui, qu'il condescende à ses goûts, quelquefois même à ses fantaisies, qu'il accorde avec joie, qu'il refuse avec l'air et le sentiment du regret, qu'il fasse briller sans cesse la douce lueur de l'espérance aux yeux appésantis et à demi-éteints de l'infortuné qui l'invoque, qu'il console son ame abattue par la crainte autant et souvent plus que par le mal même, et que son maintien assuré, mais modeste, son regard serein et le calme de ses discours soient pour le malheureux qui observe avec une mortelle sollicitude jusqu'à son moindre geste, un baume révivifiant et le gage presqu'assuré de sa prochaine délivrance.

Eh ! qui pourrait calculer les conséquences possibles et les funestes effets que peuvent produire sur une ame froissée par le double sentiment du mal présent et du danger plus grand qui peut suivre, un propos dur, un mot alarmant et quelquefois même un coup-d'œil trop significatif du médecin ! Qui pourrait rendre compte du désordre, du bouleversement que produit sur cet esprit inquiet et débile, et sur ce corps déja brisé par la douleur, le ton impérieux, dur et absolu de celui que l'homme souffrant appellait avec une douce confiance au secours de son existence menacée, et dans les yeux duquel il cherche envain un regard consolateur. Il attendait un médecin sensible et compatissant, il ne trouve qu'un juge sévère et sans pitié. Au nom de l'art, ses goûts seront hautement improuvés, ses répugnances dédaignées, ses desirs impitoyablement rejetés.

Cependant le malade souffre avec une impatience également pénible et la maladie et la présence importune du médecin. Le mal moral empire, et le chagrin double la souffrance. La confiance, cette prévention si puissante, ce sentiment magique auquel les remèdes doivent une partie de leur efficacité,

et de qui, parfois, ils la tiennent toute
entière, la confiance s'enfuit, l'espérance
meurt au fond du cœur, le découragement
et la consternation prennent la place de ces
deux moteurs précieux de la santé et des
forces de la vie. C'est ainsi que le ministre
de la nature en devient l'épouvante, et que
le prétendu réparateur des maux de l'humanité est pour elle un fléau de plus. Heureux
le malade, si la nature plus forte, resiste à
tant d'hostilités et triomphe de tant d'obstacles!

Je terminerai ces réflexions que j'adresse,
au nom de leurs semblables, à tous ceux
qui font profession de les guérir, par une
citation pleine d'un intérêt touchant, et dans
laquelle il sera facile de reconnaître l'em-
preinte et l'ame de son auteur.

« Un médecin ne peut se dérober à la
» pénétration de ses malades, ils décou-
» vrent bientôt s'il est doux, généreux,
» compatissant, ou s'il est sévère, dur,
» opiniâtre. Ce n'est pas que cette connais-
» sance influe beaucoup sur le choix qu'on

» a fait ; on sait du moins s'il faut pâlir ou
» se rassurer , parler ou se taire en pré-
» sence de celui qu'on a fait l'arbitre de ses
» jours. On apprend à s'égayer avec lui , s'il
» est aimable, ou a prévenir son humeur ,
» s'il est un de ces hommes sinistres , qui
» ajoutant la peur, le plus grand de tous
» les maux , aux infirmités dont l'espèce hu-
» maine est assaillie , semblent ignorer,
» qu'effrayer un moribond est de toutes les
» actions la plus lâche et la plus bar-
» bare (1) ».

Et ailleurs (2) « son aménité se peignait
» dans ses manières, dans ses discours ,
» dans ses conseils, elle était auprès de ses
» malades le premier de tous les moyens
» qu'il employait, celui qui diminuait le
» dégoût de tous les autres, qui tempérait
» la sévérité du régime , qui s'étendait jus-
» qu'à l'ame et la soulageait, en la rendant
» plus forte ou moins attentive à ses dou-
» leurs ».

____

(1) Eloge de FOTHERGILL.
(2) Eloge de M. LORRY.

Et plus loin (1) « sait-on ce que peuvent
„ sur nos organes les douces affections de
„ l'ame et les battemens d'un cœur satis-
„ fait ».

V i c q - d'A z i r.

Ainsi parlait, sentait et agissait lui-même,
l'écrivain éloquent, l'homme sensible, le médecin sage, et le savant illustre, dont les
sciences et l'humanité ont eu, il y a quelques années, à déplorer la perte. Sans doute,
il ne m'appartient pas de le louer, pour
le faire dignement il faudrait être lui-même.
Mais il m'aida de ses conseils, il daigna
guider mes premiers pas dans la carrière, m'ho-
norer de quelque estime, j'ose dire même, de
son amitié, que du moins il me soit permis
ici d'offrir à sa mémoire révérée, le modeste
et sensible hommage d'un disciple profond
admirateur de ses talens et pénétré à jamais
du souvenir de sa bienveillance et de ses
vertus.

____

(1) Ibid.

Telles doivent être les qualités morales du médecin ; tels seront ses sentimens , sa conduite et la règle invariable dont il ne s'écarrera jamais , s'il sait sentir et apprécier la dignité de ses sublimes fonctions , s'il en conçoit toute l'étendue , et s'il a bien observé et médité les merveilleux effets de ce rapport intime et de cette action réciproque et constante de l'ame et du corps. Puissent les praticiens de tous les ordres se pénétrer de ces importantes vérités , les enseigner aux autres , et les mettre aux-mêmes à profit.

J'AI joint des notes à cette traduction , quoique d'abord j'eusse résolu de n'y rien ajouter ; je dois compte au public des raisons qui m'ont déterminé à ces additions.

La diversité des climats, des usages, des alimens, du genre de vie , des mœurs enfin , doit en apporter nécessairement dans le caractère des maladies et dans la nature du traitement. Cette différence m'a fourni la matière de quelques annotations que j'aurais pu abandonner à la sagacité d'un certain nombre de lecteurs, mais auxquelles tous peut-être n'eussent pas suppléé.

Quarin a écrit dans un tems où la chimie et la pharmacie étaient loin encore du degré de perfection où les français, surtout, les ont portées depuis ; delà, divers raisonnemens, aujourd'hui peu satisfaisans sur cette matière. J'ai dû le faire observer en son lieu.

Une multitude d'auteurs ont écrit sur les fièvres et les inflammations, j'ai cru bien mériter du lecteur en enrichissant ma traduction de quelques-unes de leurs idées les plus utiles, ou de leurs observations les plus frappantes. Stoll est un de ceux qui m'a fourni davantage, et je ne pouvais puiser à une meilleure source.

J'ai osé quelquefois me mêler parmi mes maîtres et joindre mes idées aux leurs.

Enfin, Hippocrate lui-même a ses endroits faibles, ses commentateurs et même ses contradicteurs, et malgré mon admiration profonde pour mon auteur, j'ai dû, en le traduisant, dégagé de tout esprit de prévention, relever les inexactitudes qui ont pu lui échapper et rectifier ce qui m'en a paru susceptible.

Au reste, j'ai évité de prodiguer les notes, car je n'avais pas le projet de traduire QUARIN pour me faire lire moi-même à la faveur de son nom. J'ai fait ensorte qu'elles fussent courtes, claires et précises. Le lecteur jugera si je suis parvenu à mon but.

J'ai cru devoir, pour plus grande clarté, intervertir deux ou trois fois l'ordre des paragraphes. J'en ai réuni quelques-uns et coupé d'autres. Enfin, j'en ai supprimé trois ou quatre, lesquels ne contenaient que des répétitions oiseuses ou des raisonnemens chimico-pharmaceutiques, faux ou entièrerement surannés.

TRAITÉ

DES

FIÈVRES.

CHAPITRE PREMIER.

DES FIÈVRES EN GÉNÉRAL.

J'appelle fièvre, une accélération du mouvement du sang avec lésion de fonction.

Je dis avec lésion de fonction ; car il est constant que dans les fièvres malignes, par exemple, le pouls paraît souvent si naturel qu'il en impose quelquefois aux médecins les plus expérimentés (1) ; et, comme l'observe Tralles, les forces motrices, dans certaines contagions de nature éminemment maligne , sont si complètement anéanties, qu'elles ne suffisent pas même à sus-

---

(1) Prosper Alpinus, lib. 4, pag. 169, de præsagiendâ vitâ et morte ægrotantium.

A

citer une fièvre sensible et manifeste, et le malade est mort avant que la nature ait pu imprimer au mouvement de la circulation un caractère vraîment fébrile.

En conséquence, comme aucun auteur n'a assigné un symptôme pathognomonique de la fièvre, que SAUVAGES, LIEUTAUD et plusieurs autres caractérisent par l'accroissement des forces du pouls, je pense, avec VAN-SWIETEN, qu'on peut la définir : une augmentation de vîtesse dans le mouvement du sang, avec lésion de fonction. PLATNER, le fils, a traité plus amplement cette question (1).

Tout ce qui augmente les contractions du cœur de manière à altérer une fonction, produit la fièvre.

Ces causes sont en grand nombre ; telles sont l'air trop chaud ou trop froid, la quantité ou la qualité des alimens, les passions de l'ame, etc.

Quelquefois, comme il arrive dans les constitutions épidémiques, l'atmosphère est infectée d'un principe inconnu qu'HIPPOCRATE appelle τὸ θεῖον. (2).

---

(1) Briefe eines arztes uber den menschlichen kœrper. T. 2.
(2) Quelque chose de divin, de caché, d'incompréhensible.

La fièvre se termine, ou par la santé, ou par une autre maladie, ou par la mort.

Elle se termine par la santé, lorsque le principe morbifique est tellement subjugué ou adouci, qu'il peut circuler sans inconvénient avec les humeurs saines, ou lorsqu'après la fonte de la matière fébrile, celle-ci est expulsée, soit insensiblement, par la transpiration, soit sensiblement, par les selles, les urines, les sueurs, une hémorragie ou autres évacuations qu'on appelle critiques.

La fièvre dégénère en une autre maladie, lorsque n'étant point assez violente pour obstruer ou détruire les parties vitales et donner la mort, la matière de la maladie cependant n'est pas évacuée en quantité suffisante pour que la santé puisse renaître; d'où il arrive que cette humeur se portant sur d'autres parties, y produit des obstructions, des inflammations, des suppurations, des abcès, des hydropisies, des cachexies.

Enfin la fièvre se termine par la mort lorsque les vaisseaux du cerveau, du poumon, du foie, etc. sont fortement engorgés par suite de l'impétuosité du mouvement fébrile, ou lorsque leur substance est corrodée et détruite par l'acrimonie de la matière morbifique.

A 2

La fièvre agite, brasse toutes les humeurs ; elle exprime les plus subtiles, les chasse au dehors, et épaissit ainsi leur partie la plus grossière ; par elle les matières crues subissent la coction et sont évacuées ; c'est pourquoi, on ne doit pas seulement regarder la fièvre comme une maladie, mais encore, suivant l'observation de SYDENHAM, comme un instrument dont la nature se sert pour séparer les humeurs impures de celles qui sont saines.

Il faut donc la modérer quelquefois, d'autrefois l'exciter, et par fois aussi l'abandonner à elle-même, comme on le verra dans la suite.

On connait l'augmentation du mouvement du sang par le pouls, lequel est généralement plus grand, mais plus lent chez les hommes que chez les femmes.

Les femmes enceintes ont le pouls plus accéléré, et il est variable les premiers mois de la grossesse.

Le pouls est aussi plus fréquent chez les hommes de petite stature et chez les enfans ; il est plus mou chez ces derniers, et plus dur chez les vieillards.

Dans les sujets d'un tempérament phlegmatique, on compte une pulsation par seconde ; et chez les bilieux il y en a soixante et dix et plus, par minute.

Vers le soir le pouls est toujours plus fréquent, et après le repas il frappe dix et douze fois de plus dans une minute, qu'avant d'avoir mangé.

Le pronostic varie dans les fièvres; plus la cause irritante est grave, plus la maladie est dangereuse.

La violence des symptômes, l'âge, le tempérament, les forces du malade, la constitution épidémique donnent lieu à des pronostics différens; ainsi l'état des phthisiques et des femmes grosses s'aggrave par l'intervention de la fièvre.

Les indications tirées des parties vitales sont les plus essentielles dans toutes les fièvres, et elles exigent l'attention du médecin dans toutes les périodes de la maladie. Si les forces languissent, il est nécessaire de les relever, on les modèrera, si elles sont excessives; il faut résoudre les obstructions, adoucir les humeurs âcres et irritantes, soumettre à la coction les crudités, et les chasser au dehors, lorsqu'elles sont disposées à être évacuées, enfin, calmer les symptômes imminens.

On doit vouer au ridicule, la pratique de ceux qui, dans une maladie, donnent des remèdes, tantôt pour la tête, tantôt pour la poitrine ou pour les intestins, à mesure qu'il se manifeste quelqu'affection de ces parties ; une semblable méthode, loin de remédier à rien, est au contraire très-souvent préjudiciable au malade.

En effet, suivant l'avis de Gaubius, on ne doit pas s'attacher à apporter remède à chacun des symptômes qui se présentent, mais seulement aux plus urgens. Car les effets de la maladie cessent spontanément, dès que la maladie elle-même ou sa cause sont détruites. D'ailleurs ces symptômes sont souvent si différens entre eux qu'ils fournissent des indications absolument opposées.

Je traiterai seulement dans cet ouvrage des fièvres qui se présentent le plus fréquemment, quoique les auteurs, et notamment Sauvages, par de nombreuses subdivisions, en aient créé bien davantage.

Mais ce célèbre médecin observe que dans l'état actuel de la médecine, il importe peu, dans la pratique, de distinguer exactement, non-seulement les espèces, mais même les genres divers des fièvres. (1)

---

(1) Sauvages est loin de convenir qu'il soit indifférent, dans la pratique, d'avoir égard aux espèces et même aux genres des fièvres, comme Quarin le ferait supposer. Ce serait, au reste, une erreur condamnable et qui jetterait, dans le trai-

Freind remarque, à ce sujet, que plusieurs médecins d'un grand génie n'ont pas fait attention qu'ils prenaient des symptômes pour des maladies, et qu'ils en ont fait ainsi un plus grand nombre que la nature n'en a créé. Tissot (1) observe que cette énorme nomenclature de fièvres s'oppose véritablement aux progrès de l'art, mais heureusement sans augmenter en effet le nombre des maladies.

---

tement de ces maladies, la plus dangereuse confusion. On pourrait, avec plus de fondement, faire à ce nosologiste, si justement célèbre d'ailleurs, le reproche contraire. Pour restituer, au passage cité, son véritable sens, j'ai cru devoir rapporter ici la suite du paragraphe dont il est extrait. Après avoir dit qu'il importe peu, dans l'état actuel de la médecine, de distinguer exactement, etc., SAUVAGES ajoute :

« Puisqu'on les traite toutes de la même manière, qu'elles
» soient exacerbantes ou continues, intermittentes, aigües,
» quotidiennes, tierces, doubles, etc., le traitement se borne
» à la saignée et aux purgatifs, et si l'on a recours au quin-
» quina, ce n'est que dans les fièvres remittentes et intermit-
» tentes qui résistent à ces premiers moyens. *Cependant l'art
» gagnerait beaucoup si les nosologistes s'attachaient à distin-
» guer les différentes espèces des fièvres, ainsi que le pratiquent
» les astronomes et les botanistes relativement aux étoiles et aux
» plantes.* »

Nosolog. Methodic. tom. 2, classe 2, ordin. 2, pag. 273. édit. en 5 vol. in-8°. (*Note du traducteur.*)

(1) De febre biliosâ, Lausanensi, pag. 14.

Les fièvres sont épidémiques ou populaires ; endémiques ou propres à un pays ; sporadiques ou attaquant vaguement celui-ci ou celui-là ; ou topiques, c'est-à-dire fixées dans une seule partie.

Il est des fièvres aigües qui se terminent promptement, des fièvres lentes dont la marche est tardive, des fièvres continues et sans apyrexies, et des fièvres intermittentes qui laissent entre leurs accès des intervalles de santé.

Quelques fièvres continues qu'on appelle, dans le langage de l'école, continentes, n'ont aucune rémittence régulière ; telles sont la fièvre éphémère, la synoque non-putride, la fièvre putride. Les fièvres rémittentes, quoïqu'elles soient continues, ont cependant des redoublemens périodiques, telle est la fièvre ardente.

Viennent enfin les fièvres malignes sur la nature et le caractère desquelles les médecins sont très-divisés.

J'appelle fièvre maligne celle qui s'annonce par la prostration subite des forces et dont les symptômes d'ailleurs ne répondent point, par leur intensité, à la gravité de la maladie, et ne sont point en mesure avec les signes externes, comme, si par leur bénignité apparente, ils tendaient des embûches à la vie. Ainsi, la chaleur est très-modérée, la soif presque nulle ; le pouls est faible , inégal et disparaît sous le doigt. (1) Suivant SCHROEDER , (2) qui a parfaitement décrit cette fièvre , elle est continue , accompagnée dans sa marche de frissons vagues , d'insomnie ou de somnolence , de tremblemens , de soubresauts des tendons , de mouvemens convulsifs ; les urines sont pâles , et les malades recueillent des flocons , etc. Le danger est toujours extrême , quoiqu'on ne découvre aucune cause évidente du trouble du système nerveux , et que la maladie quelquefois ne se manifeste ni putride , ni bilieuse , ni inflammatoire.

On distingue encore des fièvres exanthématiques, caractérisées par des pustules à la peau , des pétéchies ou des vibices.

Les fièvres intermittentes ou apyrectiques se divisent en quotidienne , tierce , quarte , quinte. J'ai vu une fois cette dernière ; il y a aussi des tierces et des quartes doubles et triples.

Restent , en dernier lieu , les hemitritées , ou demi-tierces. CELSE a appellé ainsi les fièvres tierces, soit simples , soit doubles , qui par le prolonge-

---

(1) LIEUTAUD , SAUVAGES , SWIETEN.
(2) Opuscul. medic. tom. 1 , pag. 173.

ment de leurs paroxismes, simulent les fièvres rémittentes. GALLIEN nomme fièvre hemitritée, celle qui se compose de la quotidienne prolongée et de la tierce. Enfin quelques médecins rapportent à ce genre particulier les fièvres continues associées à la fièvre tierce ; mais cette dernière complication est à plus juste titre nommée par d'autres auteurs tritée ou tritéophie.

CHAPITRE II.

DE LA SYNOQUE NON PUTRIDE.

On a rarement à traiter la fièvre éphémère dans les hôpitaux , puisqu'elle se termine en vingt-quatre heures , comme le comporte son nom.

Les alimens pris en trop grande quantité ou la transpiration empêchée , suffisent pour la faire naître. On la guérit par la diète , le repos , les boissons légères et abondantes.

La fièvre éphémère prolongée pendant plusieurs jours , constitue la synoque non putride.

Les causes de cette dernière fièvre sont de même nature que celles de l'éphémère , mais elles ont plus d'intensité ; tels sont l'excès des boissons spi-ritueuses , la suppression des évacuations habituelles , ou d'une hémorragie , etc.

Puisque les causes de la synoque non putride sont plus graves que celles de la fièvre éphémère , les remèdes doivent être aussi plus puissans. Si le pouls est plein , dur , si la face et les yeux sont animés , si la chaleur est forte , s'il y a difficulté de respirer , et sur-tout si la maladie est l'effet d'une hémorragie supprimée, il faut avoir recours à la saignée , et la répéter jusqu'à ce que le pouls soit relâché et la chaleur modérée.

L'âge , le tempérament , les forces , l'habitude plus ou moins grande des saignées , doivent en déterminer le nombre , ainsi que la quantité de sang qu'on doit tirer.

Les jeunes gens , les sujets pléthoriques et les femmes supportent mieux en général l'usage de la phlébotomie.

Lorsqu'une évacuation abondante d'un autre genre , la diarrhée , par exemple , se trouve jointe à la fièvre , on tirera moins de sang.

On ne doit également saigner qu'avec réserve , les hystériques , les hypocondriaques , les enfans , les vieillards et les sujets mal-nourris. Du reste , le médecin doit avoir moins égard au nombre des années , qu'aux forces du malade.

La saignée convient davantage aux personnes d'une complexion sèche, qu'à celles qui sont replètes , car les premières ont plus de sang , et la partie charnue prévaut chez les autres (1).

____

(1) La fibre a d'ailleurs plus d'élasticité chez les sujets d'une constitution sèche, et elle est plus molle chez ceux qui ont

Les maladies vernales , et notamment les fièvres de printems , indiquent un plus fréquent usage de la saignée que les automnales. Car les premières sont plus inflammatoires , et les secondes se rapprochent davantage de la diathèse putride.

Huxam est d'avis qu'on doit saigner plus abondamment dans les tems secs , que dans les saisons humides.

Il faut cependant se garder dans les maladies aigües d'une trop grande effusion de sang ; elle pourrait trancher trop brusquement la fièvre , laquelle est nécessaire pour séparer et excréter les humeurs impures.

Tissot rapporte des exemples de maladies où l'on a saigné vingt-fois et plus dans l'espace de deux jours. Mais il remarque en même tems que, quoique la nature ait résisté à ce coup mortel , cette méthode meurtrière n'est pas moins la preuve de l'ignorance coupable de ceux qui l'ont mise en pratique.

Quand il veut tirer beaucoup de sang , le chi-

---

beaucoup d'embonpoint. D'où il résulte qu'elle réagit davantage chez les premiers et qu'ils ont plus de moyens , que les seconds de résister à l'effet débilitant des saignées et à l'affaissement qui en est communément la suite. (*Note du traducteur.*)

rurgien doit faire une petite incision ou comprimer avec le doigt, et diminuer ainsi l'ouverture de la veine, afin que l'écoulement se fasse avec moins d'impétuosité. De cette manière, les malades supportent mieux des saignées beaucoup plus fortes.

Si le malade a la bouche amère, s'il a des nausées, s'il fait des efforts pour vomir, ou s'il éprouve des renvois d'œufs pourris et de l'oppression au scrobicule du cœur, et sur-tout s'il a mangé avec excès, il convient de le mettre à l'usage des boissons aqueuses, acides, nitreuses, afin de corriger l'acrimonie des matières contenues dans l'estomac; et si ces premiers moyens sont insuffisans, on en viendra au vomitif. Ce n'est que par ce dernier procédé, suivant Huxam, qu'on doit évacuer les amas bilieux de l'estomac, lesquels, s'ils ne sont promptement détruits, sont la source et le foyer d'une multitude de maladies. Van-Swieten enseigne que si tout ce que prend le malade, quelqu'agréable qu'il soit au goût, augmente les nausées, il ne reste rien de mieux à faire que de vider l'estomac par le vomissement.

Valcarenghi (1) veut qu'on recourre sans

____

(1) De præcipuis febribus specimen practicum. Pag. 93.

délai à ce moyen péremptoire ; il dit qu'il est important de chasser promptement du ventricule la matière qui le surcharge, et que si on se contente de le débarrasser peu-à-peu, c'est tout-à-la-fois aggraver et prolonger la maladie.

On peut donner en ce cas un scrupule d'ipecacuanha uni à un grain de tartre - émétique (tartrite de potasse antimonié). Quelques médecins pensent qu'on obtient le même effet de quelques grains d'ipecacuanha que de la dose la plus forte, ce qui dépend sans doute des qualités différentes de cette racine, dont six grains, si elle est bonne, auront plus d'efficacité que trente, si elle est altérée, comme l'a observé l'école de Paris. ZIMMERMANN (1) tient qu'une petite dose d'ipecacuanha n'est pas toujours suffisante pour opérer le vomissement.

On lui adjoint le tartre-émétique pour atténuer et évacuer plus complètement l'humeur visqueuse qui se trouve quelquefois unie à la bile ; car, suivant l'observation du médecin célèbre que nous venons de citer ZIMMERMANN, l'ipecacuanha seul n'aurait pas toute l'efficacité néces-

---

(1) De dyssenteria populari. Pag. 81.

saire dans un estomac rempli de pituite et par conséquent moins sensible et plus difficilement irritable. MURRAY (1), dans le cas de saburre tenace et visqueuse, ajoute aussi avec succès un ou deux grains de tartre-émétique à la racine du Brésil pour rendre le remède plus stimulant.

C'est une bien mauvaise méthode de solliciter le vomissement, uniquement à l'aide de l'eau tiède. Car il faut alors que le malade en boive très-abondamment, d'ou il arrive que l'estomac oppressé par ce poids énorme ne peut souvent s'en délivrer, son ressort en est affaibli, et il en résulte des conséquences très-fâcheuses.

Après chaque vomissement les malades doivent boire de l'eau tiède; de cette manière la matière est plus disposée à l'évacuation, et ils vomissent avec moins d'efforts.

Si la saignée est indiquée, elle doit précéder le vomitif.

On doit préférer aux émétiques les purgatifs antiphlogistiques comme le tamarin, la casse, la crême de tartre (tartrite acidule de potasse) (n°. 1. 2. 3.) (2) pour les femmes grosses, les

-----

(1) Apparatus medicaminum. Tom. 1, pag. 528.
(2) Voy. les formules à la fin du second volume.

bossus

bossus, les phthisiques, les sujets cacochymes, ceux qui ont des hernies, qui crachent (1) ou

---

(1) Cette règle est sujette à quelques exceptions dans la pratique. STOLL préconise l'usage des vomitifs dans deux espèces d'hémoptysie. La première est celle qui accompagne par fois la fausse péripneumonie, et qui est due à l'engorgement pituiteux des poumons dont les vaisseaux obstrués et rendus imperméables par cette humeur abondante et tenace, sont rompus par l'effort du sang violemment poussé par le cœur. Après avoir pratiqué une saignée et débarrassé les intestins à l'aide d'un lavement, il administrait sans délai un vomitif. Dans les déjections du vomissement, on n'appercevait pas même de stries sanguines ; après que les vomissemens avaient cessé, on en voyait très-peu dans les crachats, et bientôt elles disparaissaient complètement. Il terminait le traitement en entretenant avec soin , et pendant un tems très-long , la liberté du ventre.

La seconde espèce d'hémoptysie, qui quelquefois même est une véritable hémorragie , est celle qu'il appelle *bilieuse* et *gastrique*, laquelle accompagne quelquefois la pleuresie bilieuse. Suivant ce célèbre observateur, cette hémoptysie et toutes celles qui ont la même origine ne sauraient être combattues plus sûrement et avec une plus prompte efficacité que par un vomitif. Il rapporte diverses cures de ce genre, entre un grand nombre qu'il a opérées par cet unique moyen. BAGLIVI, MURRAY, BERGIUS, BARBEYRAC et plusieurs autres recommandent l'ipécacuanha comme un remède puissant dans les hémorragies, même utérines.

Tome I. B

sont sujets à cracher le sang, dont quelques viscères sont enflammés, obstrués, on en suppura-
ration. Dans tous ces cas il faut s'abstenir également, même des purgatifs drastiques, car les
évacuations trop abondantes nuisent à la liberté
de la perspiration, ce qu'on ne doit pas craindre
de l'effet des purgatifs légers, lesquels apportent
à peine quelque changement dans l'état actuel du
corps, suivant l'observation de SANCTORIUS.

L'eau laxative (1) du dispensaire de Vienne, à

---

(1) L'eau laxative du dispensaire de Vienne, que les Allemands nomment simplement *eau de Vienne*, est composée
ainsi qu'il suit :

Prenez   Séné mondé, ... 4 gros.
    Raisins de Corinthe, ... 3 gros.
    Racine de polypode, ... 2 scrupules.
    Semences de coriandre, . . demi-gros.
    Crême de tartre (tartrite acidule
      de potasse,) . . . . 1 gros.

Coupez, broyez et faites bouillir dans 10 onces d'eau commune et réduire à 6 onces.

Faites dissoudre, dans la colature,

    Manne, ... 2 onces.

Clarifiez.

Ce remède peut convenir dans quelques circonstances ;
mais, comme le remarque SPIELMANN, dans le plus grand
nombre des cas, il purge trop fortement.

la dose de cinq ou six onces, est un excellent purgatif antiphlogistique; mais elle ne peut être long-tems conservée, car elle est sujette à s'aigrir.

Cependant, nonobstant la règle établie ci-dessus, il est indispensable de prescrire un léger vomitif aux femmes grosses, lorsqu'elles ont la bouche très-amère, des maux de cœur, des nausées et de vaines envies de vomir.

Dans la synoque non putride, si le ventre est serré, si la tête est douloureuse, ainsi que les lombes et l'abdomen, on donnera avec succès, le lavement (n°. 4). Qu'il ne soit ni trop chaud, ni trop froid, et qu'on évite de l'administrer au malade, lorsqu'il est en sueur, dans la crainte de le réfroidir.

Si, le ventre étant fermé depuis plusieurs jours, le vomitif est jugé nécessaire, il convient de le faire précéder d'un lavement, afin de relâcher les intestins, de disposer le corps aux excrétions alvines, et en même tems afin d'éviter que les humeurs se portent avec trop d'impetuosité vers les parties supérieures.

Si on s'abstient long-tems de manger, l'appétit se perd, et la bile qui baigne l'estomac d'un

homme à jeun (1), rendue plus âcre par l'abstinence des alimens, excite les envies de vomir et
la fièvre. Les purgatifs ne conviennent point en
cette circonstance, et il est préférable de leur
substituer les délayans propres à tempérer l'acrimonie bilieuse, et les boissons légèrement nourrissantes, comme les crêmes d'orge, avec le suc
de citron, les bouillons de viande, auxquels on
ajoute l'oseille crue et hâchée, les fruits d'été;
que si la nausée persévère, on aura recours au
petit lait tamarindiné.

Après avoir pourvu à la netteté des premières
voies, dans la synoque non-putride, les remèdes
qu'on doit prescrire sont les atténuans et les
doux fondans, pour corriger l'épaississement
des humeurs, et les anti-putrides pour combattre
leur âcreté et leur disposition septique. Tels sont
les délayans aqueux, acides, nitreux; l'eau d'orge
avec le vinaigre, le suc de citron, l'oximel, les
sirops composés avec les fruits d'été auxquels on
ajoute le sel polychreste (tartrite de soude), l'arcanum duplicatum (sulfate de potasse) et le nitre
(nitrate de potasse. (n⁰ˢ. 5, 6).

---

(1) Morgagnius, advers. 3, pag. 66.

L'orge ajoute à l'eau quelque chose de gluti-
neux qui, en lui donnant de la consistance,
rend plus lente son excrétion soit par les urines
soit par les sueurs. L'oximel, le suc des fruits d'été
et leurs sirops divisent le sang trop épais ; par
leur propriété savoneuse ils rendent les humeurs
grasses, miscibles à l'eau, et, par le développement
de leur acide, ils résistent à la putridité et cal-
ment la soif.

Les malades qui ont l'habitude de vivre splendidement éprouvent plus de dégoût, et chez eux
le ventre est plus paresseux ; c'est pourquoi les
délayans et les acides seuls ne leur suffiraient pas;
on y joindra avec grand succès les sels neutres,
à la dose de quatre ou six gros dans l'espace de
vingt-quatre heures ; ils divisent et résolvent les
humeurs trop épaisses, et procurent, sans fatiguer, deux ou trois selles par jour ; ils atténuent
la bile visqueuse, l'évacuent doucement avec les
saburres des premières voies, et diminuent ainsi
l'abondance des humeurs toujours excessive chez
les personnes qui mènent une vie somptueuse,
mangent beaucoup et font peu d'exercice.

Le nitre remédie à l'épaississement inflammatoire, et tempère la chaleur, sans accélérer le
mouvement de la circulation.

Le sel de Glauder (sulfate de soude) est plus soluble dans l'eau, il a moins d'amertume et déplaît moins aux malades que le tartre vitriolé (sulfate de potasse) et le sel polychreste (tartrite de soude.)

La rhubarbe quand il s'agit d'évacuer les premières voies, est très usitée, sur-tout en Italie. Mais j'ai observé avec GEOFFROI, qu'elle augmentait l'ardeur de la fièvre. SEPTALIUS, médecin de Milan, désapprouve, par cette même raison, l'usage de ce médicament dans les fièvres accompagnées de beaucoup de chaleur.

On peut donner pour boisson, la décoction d'orge avec l'oximel et un peu de nitre (n°. 6), ou la limonade à laquelle on se gardera d'ajouter le zest du citron comme on a coutume de faire quand on la prépare pour les personnes en santé, car il contient une huile essentielle très-abondante qui, jointe au sucre, forme un oleo-saccharum très-propre à augmenter le mouvement des humeurs et à incendier la bile.

Les émulsions de semences de melons, de concombres et d'amandes (n°, 7) conviennent aussi. L'huile ainsi émulsionnée, sans être sujette à rancir, est très-propre à envelopper l'âcre et à l'émousser.

Les malades doivent boire en petites quantités souvent répétées ; de cette manière, les boissons excrétées plus lentement se mêlent mieux au sang. D'ailleurs, si on en surchargeait tout-à-coup l'estomac, il pourrait en résulter de l'anxiété, des nausées, et même le vomissement.

Si la synoque non-putride a pour cause la transpiration supprimée, comme il arrive fréquemment, lorsqu'étant très-échauffé on a éprouvé du froid et ce qu'on sait par le rapport du malade, il faut alors prescrire l'usage abondant des boissons thei-formes délayantes, légèrement diaphorétiques, fondantes (nos. 8, 9.) la décoction de chiendent, l'infusion de fleurs de sureau avec le nitre, le miel, l'oximel, les bains tièdes et les lavemens.

Si le pouls est dur et plein, la chaleur forte, la figure rouge etc., il faut recourir promptement à la saignée, et faire usage des boissons rafraîchissantes (nos. 4, 5, 6.) déja indiquées.

Un appartement trop échauffé, le poids des couvertures, les remèdes stimulans, en agmentant le mouvement du sang, pervertiraient bientôt une synoque simple en une maladie inflammatoire grave.

La diète doit être légère et composée de panades très-claires, de crême d'orge et de bouillons de viande qu'on doit accorder aux Allemands , à cause de la grande habitude qu'ils en ont , raison pour laquelle cette dernière nourriture leur sera moins contraire qu'à ceux qui n'y seraient pas dès long-tems acccoutumés. On fera bien d'ajouter à ces bouillons du suc de citron , pour combattre leur disposition alkalescente.

On doit soigneusement degraisser le bouillon , car la partie graisseuse rancirait facilement dans un estomac déja affaibli, et le fatiguerait davantage.

Les cerises , les prunes , les pommes-reinettes excitent le ventre , et , par leur agréable acidité , ces fruits tempèrent la soif et la chaleur ; cuits , ils sont moins venteux.

Que la chaleur de l'appartement so it modérée qu'il soit ouvert en été, en évitant toutefois les courans d'air et les vents-coulis. La température qui convient à la chambre des malades a été mal-à-propos fixée au 17e. degré du thermomètre de Reaumur, correspondant au 70e. de celui de Farenheit; la chaleur la plus convenable doit être du 60e. au 63e. degré du thermomètre de ce dernier (1).

---

(1) Ce qui donne à peu près, pour terme moyen, 15 degrés au thermomètre de Reaumur. (*Note du traducteur.*)

Les malades ne doivent point être couverts d'édredons, recherche usitée en Autriche.

La synoque simple se termine le 3e., 4e., ou 7e. jour; elle dépasse rarement ce dernier terme. Quelquefois, lorsque la maladie n'a eu d'autre cause qu'une trop grande réplétion de l'estomac, elle céde à l'instant au vomitif, sans autre évacuation sensible.

D'où l'on voit la nécessité de recourir souvent aux émétiques dans ce pays-ci, (à Vienne), non pas à raison du climat, mais parce qu'on y mange beaucoup de viandes et qu'un grand nombre de fièvres ne sont produites que par la plénitude de l'estomac. Dans le traitement de toutes les maladies on doit avoir égard au pays où l'on est, car, suivant l'observation de BAGLIVI, on ne doit pas traiter, de la même manière, les Italiens vivans avec sobriété dans leur climat brûlant, et les Français, les Espagnols, les Allemands et autres peuples qui, chacun, ont leur température et leurs mœurs différentes.

Le médecin doit toujours, et avant tout, scruter avec soin la cause de la maladie, car, comme le remarque VAN-SWIETEN (1) la première

______

(1) Tom. 1, pag. 58.

loi en médecine est de s'attacher à la recherche de la cause première, d'où découlent toutes les autres notions curatives, et sans laquelle tous les moyens sont équivoques et incertains.

La Synoque non-putride se termine par des crises de différente nature, telle que la diarrhée, l'hémorragie des narines, les urines, les sueurs etc. Il paraît aussi quelquefois des aphtes aux jours critiques, et VAN-SWIETEN (1) les range dans la classe des crises imparfaites. Pour moi, je ne les ai jamais vu survenir à la suite de la fièvre, si ce n'est, il y a un an, et dans cette constitution ils n'annonçaient probablement autre chose que la disposition putride des maladies extrêmement graves qu'ils accompagnaient, et dont ils n'étaient qu'un symptôme, plutôt qu'ils n'en étaient la véritable crise.

La crise par la diarrhée, est quelquefois précédée par des borborygmes, des coliques, le mouvement et le bruissement des intestins, l'élévation des hypocondres, et la douleur des lombes. Cette terminaison de la maladie est plus fréquente en automne.

____

(1) Tom. 3, pag. 203.

Les symptômes précurseurs de l'hémorragie des narines sont la rougeur des yeux, la pesanteur vers les tempes, les éblouissemens, la douleur aigüe de la tête, l'écoulement de larmes involontaires, la demangeaison du nez, et quelquefois le pouls dicrote qui consiste dans la réduplication du mouvement de diastole.

Les sujets sanguins, ceux qui vivent dans l'abondance, qui font excès de liqueurs spiritueuses ou chez qui la maladie a été produite par la suppression de quelqu'hémorragie habituelle, sont plus sujets à celle du nez.

Lorsque les urines sont rares, que la peau est douce et d'une chaleur égale, le pouls mou et ondulant, on peut présager la crise par les sueurs, sur-tout si le malade est d'une carnation molle et d'une complexion humide, et si la fièvre reconnaît pour cause la transpiration supprimée.

Enfin la pésanteur des hypocondres et des lombes, un certain sentiment de chaleur vers les parties naturelles, l'excrétion déja plus abondante de la vessie précédent et annoncent ordinairement la crise par les urines, crise plus frequente en hiver, et lorsque la maladie est l'effet d'une suppression de transpiration.

L'effet salutaire de ces évacuations indique

qu'elles sont critiques ; car, d'après le témoignage d'HYPPOCRATE, si les évacuations sont telles qu'elles doivent être, elles sont bienfaisantes, et les malades les supportent facilement.

Dans les maladies aigües, les crises arrivent ordinairement les jours quartenaires, comme le 4e., le 7e., le 11e. etc.

Dans nos climats, les crises ne se font point avec la même régularité que les anciens ont observée. La différence de notre température, l'intempérance, de nombreux remèdes pharmaceutiques, alors inconnus, et l'usage fréquent de la saignée expliquent ces variétés.

A mesure que la fièvre diminue, on doit augmenter la quantité des alimens.

Lorsqu'elle a cessé complètement, on peut accorder les viandes tendres.

La nourriture des malades qui habituellement mangent beaucoup, doit être plus abondante. VAN-SWIETEN rapporte l'histoire d'un grand buveur qui, exténué et réduit à l'extrémité par la saignée, une diète sévère et l'usage de boissons légères, fut restauré et arraché au danger qui le menaçait par des bouillons très-substantiels et le vin du Rhin.

Les vieillards supportent facilement l'abstinence

dès alimens ; elle est plus pénible pour les personnes de l'âge mûr, et infiniment plus encore pour les adolescens, sur-tout pour ceux qui sont vifs et allègres.

Les convalescens doivent faire des repas légers, mais souvent répétés. Leur nourriture doit être de facile digestion, et ils doivent éviter la variété des alimens (1).

---

(1) J'oserai combattre ce principe trop généralement admis, et dont l'application n'est propre, le plus souvent qu'à entretenir l'imbécillité de l'estomac et à prolonger son atonie, comme des observations multipliées me l'ont appris. Sans doute, il est des estomacs extrêmement irritables que révolteraient des nourritures variées ou assaisonnées. Il est également incontestable que l'on doit craindre de forcer, soit par la quantité, soit par la qualité trop stimulante des alimens, le peu de ressort qui reste à l'organe de la digestion, après une longue maladie. Mais il n'est pas moins essentiel de mettre en jeu ce reste de ressort, et de l'accroître en l'exerçant ; il est rationel de solliciter cet estomac éprouvé par des remèdes variés et nombreux, débilité par d'abondantes boissons, engourdi par une longue inaction ; il est nécessaire de l'aiguillonner, de l'aviser par le stimulus des alimens variés. Or prescrire en pareil cas, pour vaincre cette inertie du système gastrique, des pannades insipides, de fades crêmes d'orge ou de riz, du poisson cuit à l'eau, etc., c'est complètement manquer l'indication.

D'ailleurs, l'estomac n'est pas le seul organe qui demande

Le soir ils doivent manger avec plus de discrétion encore que dans la journée ; car alors ils

---

à être stimulé ; que toutes les parties concourent ou non à la digestion, il est du moins certain que cette fonction contribue
elle-même à la perfection de toutes les autres, et ce n'est pas
seulement par les sucs qu'elle fournit, qu'elle exerce son influence sur elles, mais elle agit encore en donnant l'éveil aux
autres organes par la titillation générale qu'elle produit. Les
alimens doivent donc être de nature à favoriser cette action
secondaire de l'estomac, et à déterminer non-seulement une
irritation locale, mais encore un excitement capable de se
propager au loin.

Nous ne sommes point dans l'état de nature. Notre palais
et notre estomac, le plus souvent blasés par la variété des
nourritures plus ou moins composées que nous prenons en
santé, par les liqueurs spiritueuses, etc., ont d'autant plus
besoin, en maladie ou en convalescence, pour être suffisamment excités, d'un stimulus proportionné à leur défaut habituel d'excitabilité. Plusieurs mets choisis avec sagesse, ou,
ce qui est la même chose, un seul aliment artistement préparé
avec divers assaisonnemens convenables et plus ou moins irritans, suivant le besoin de l'estomac et du palais, formeront un
mélange agréable à l'un et à l'autre. Or la sensation de plaisir
qui accompagne l'action de manger, ne fût-ce qu'en excitant
une secrétion plus abondante de sucs salivaires et gastriques,
est d'avance le garant d'une bonne digestion. Mais cette sensation salutaire agit puissamment de plus d'une manière sur
l'économie animale ; et j'espère le prouver un jour, en par-

sont pour l'ordinaire moins bien disposés, et leur sommeil pourrait être troublé par le travail d'une digestion pénible.

Il faut diminuer peu-à-peu la quantité des boissons, dans la crainte d'augmenter la débilité de l'estomac, ou de causer un commencement d'infiltration.

A la suite des fièvres continues, le ventre est ordinairement paresseux, et ne s'ouvre quelquefois que tous les deux ou trois jours. S'il n'en résulte d'ailleurs aucun inconvénient, le médecin doit rester dans une sage inaction ; mais si la constipation donne lieu aux maux de tête, aux

---

lant de l'action de l'estomac sur le reste du corps et de l'influence des autres parties sur l'estomac.

On donne avec prédilection aux malades ce qu'on nomme le chocolat *de santé*. Cette préparation mérite peu une semblable qualification ; et je vois que le grand nombre des estomacs digère beaucoup mieux celui à la vanille, et hors le cas d'une très-grande irritabilité, je ne conseille jamais l'usage du premier.

Dans les convalescences on est souvent obligé de recourir aux extraits amers, aux préparations ferrugineuses, au quinquina, etc., comme toniques et excitans ; les alimens seuls devront-ils être dépourvus de cette propriété ? (*Note du traducteur.*)

anxiétés, à la tension de l'abdomen, on y re-médiera par des lavemens.

Les convalescens doivent promptement quitter le lit, car il affaiblit ceux même qui sont en santé, s'ils le gardent trop long-tems.

CHAPITRE

CHAPITRE III.

DE LA FIÈVRE ARDENTE.

La fièvre ardente est continue-remittente et accompagnée d'une ardeur brûlante au toucher, d'une soif inextinguible, de céphalalgie et de difficulté de respirer ; la peau est aride, les urines rares et rouges, le pouls dur et plein.

Les hommes, et sur-tout les jeunes gens qui ont la fibre roide et tendue, qui abusent des liqueurs spiritueuses et aromatiques, ceux qui vivent dans un air sec et chaud, ou qui se livrent à des exercices immodérés, sont aussi ceux qui le plus souvent sont atteints de cette maladie. La suppression d'une hémorragie périodique en est encore une cause assez ordinaire.

La fièvre ardente diffère de l'hémitritée, d'abord par l'intensité des symptômes, et en ce que les exacerbations de celle-ci s'annoncent par le froid, tandis que les redoublemens de la fièvre ardente se manifestent par une chaleur plus grande.

Cette maladie est dangereuse de sa nature ; cependant si la langue et la gorge s'humectent, si le ventre est libre, si les urines ne sont pas très-colorées, et si la chaleur est égale dans toutes les parties, et jusqu'aux extrémites, on a les espérances les mieux fondées de guérison ; car tous ces indices annoncent que les couloirs sont ouverts et que les humeurs circulent librement. Mais si les urines sont ténues et blanches, si la chaleur est violente vers les parties vitales, tandis que les extrémités sont froides, si la suppuration d'une parotide ou quelqu'autre évacuation ne viennent point au secours du malade, s'il crache ou pisse le sang, s'il respire avec difficulté, s'il délire avec fureur et convulsions, et enfin s'il recueille des flocons, la maladie est éminemment mortelle.

On doit commencer le traitement par une première saignée, et si elle ne suffit pas pour tempérer l'impétuosité fébrile, on la réitérera jusqu'à ce que le pouls soit plus mou et la chaleur moins forte.

Quelquefois le pouls n'est ni grand, ni dur, et cependant, en ce cas même, la rougeur de la face, la difficulté de la respiration, le genre de vie antérieur, la suppression d'une hémorragie et autres symptômes de même nature indiquant plutôt l'accablement que la faiblesse, exigent encore la sai-

gnée. Mais le médecin alors aura la précaution,
pendant l'opération, de toucher le pouls de l'autre
bras; s'il le trouve petit, tremblotant, intermittent,
il fera fermer la veine: si au contraire l'artère s'élève, il continuera à tirer du sang; car suivant le témoignage d'Huxam, il est bien important de ne
pas négliger ce moyen puissant dans le principe
des maladies aiguës, attendu que rien ne peut suppléer à cette omission dans les stades suivans.

S'il survient des hémorrhoïdes, on appliquera
des sang-sues à l'anus.

Si l'estomac est rempli d'une saburre visqueuse
et tenace, on l'évacuera par un vomitif.

Dans la ferveur de la fièvre ardente le malade
fera usage de remèdes qui, eu égard à son tempérament et à l'état de ses forces, soient assez
laxatifs pour déterminer plusieurs selles par jour.
(N°s. 2, 5.)

Il doit en outre boire abondamment des décoctions d'orge, d'oseille faire usage du vinaigre, du
suc de citron, du nitre, de l'oximel (n°s. 4,5,6,10.),
lesquels délaient et atténuent l'épaisseur phlo-
gistique du sang, sans augmenter sa vélocité. Car
on trouve dans les cadavres de ceux qui ont succombé à cette maladie, les artères gorgées d'un
sang noir et épais et les veines presque vides.

La boisson ordinaire sera une légère émulsion nitrée, la limonade, le petit lait, l'oxicrat.

Dans l'été, les sucs de fruits rouges étendus dans l'eau (Nos. 11, 12.) forment une boisson aussi agréable que salutaire.

Si le ventre est serré, la décoction d'orge acidulée avec la crème de tartre (tartrite acidule de potasse) est propre à le relâcher.

Les épithêmes de pain de seigle avec le vinaigre réussissent contre les violentes douleurs de tête; mais si en même tems la figure est fort enluminée et les veines très-saillantes, on appliquera avec le plus grand succès les sang-sues derrière les oreilles.

Pour modérer la chaleur et combattre la disposition du sang à se porter vers les parties supérieures, on apposera le sinapisme (n°. 13) à la plante des pieds, et on aura soin de renouveler les emplâtres, dès qu'ils commenceront à se dessécher (1).

____

(1) WINTRINGHAM, cité plus bas, réprouve l'usage des emplâtres irritans et des vésicatoires dans la fièvre ardente. Il les regarde non-seulement comme inefficaces, mais même comme dangereux, à moins qu'on ne soit bien sûr qu'il y ait, dans quelques parties, stagnation et engorgement, causés par la langueur et la faiblesse. (*Note du traducteur.*)

On a vanté , en cette circonstance , l'usage des pediluves et des cataplasmes émolliens à la plante des pieds. Mais cette méthode , quoique très-conforme aux principes a été rarement tentée , et c'est mal-à-propos , dit WINTRINGHAM , que le médecin qui l'a proposée, me paraît avoir été tourné en ridicule (1).

Les lavemens tendent au même but que les moyens précédens ; ils chassent des intestins, qu'ils lavent en même tems , les excrémens que la chaleur du lieu putréfierait bientôt , et pompés en partie par les orifices des vaisseaux absorbans , ils délaient le sang et l'atténuent ; aussi le ventre fût-il libre , s'il y a beaucoup d'ardeur dans les entrailles , il convient d'en donner tous les jours , à moins qu'il n'y ait une trop grande prostration de forces.

Si les délayans et les acides ne remédient promptement à l'amertume de la bouche et aux nausées , le vomitif est nécessaire ; car trés-souvent dans ces fièvres , les premières voies sont infectées d'un principe putride. VAN-SWIETEN observe qu'à la fin

____

(1) Notationes et observationes in rich. MEAD. monita et præcepta medica. pag. 31.

de l'été et dans l'automne , on rencontre rarement des fièvres purement inflammatoires , mais que toutes, ou presque toutes, dans cette saison, participent déja plus ou moins à la diathèse bilieuse. D'où il suit , que si on néglige alors de faire vomir les malades , on les laisse en proie aux anxiétés , aux délires , aux convulsions , et cependant les déjections que produira le vomitif ne seront point, en ce cas , fort abondantes , et ne paraîtront pas de très-mauvaise nature.

S'il survient un délire très-violent , on réitèrera les lavemens toutes les trois ou quatre heures , et on aura recours à un sinapisme plus actif (n°. 14); mais on s'abstiendra d'appliquer un vésicatoire, car VAN-SWIETEN nous enseigne que l'usage des cantharides n'est pas sûr quand la chaleur et la fièvre sont très-fortes (1).

---

(1) Tom. 3 , pag. 47. Si , comme le pense judicieusement VAN-SWIETEN , les vésicatoires sont contr'indiqués dans cette occasion , j'ai peine à concevoir comment un sinapisme très-acre peut convenir. Il est au moins douteux que la moutarde soit moins irritante que les cantharides; mais dans ce cas même , son ardeur dévorante ne pourrait qu'augmenter l'incendie des humeurs ; inconvénient que ne peut compenser l'espérance incertaine d'une révulsion le plus souvent légère et insuffisante. (*Note du traducteur.*)

Après un usage suffisant des évacuans et des antiphlogistiques, si les forces languissent, si la fièvre continue, et sur-tout si elle a des exacerbations sensibles et périodiques, on doit recourir au quinquina qu'on donnera au tems de la rémittence.

MORTON avait déja remarqué que les vertus de l'écorce du Pérou étaient aussi merveilleuses dans le traitement des fièvres continues, que dans celui des intermittentes (1).

Il plaît davantage aux malades sous la forme d'extrait (n°. 15); donné en substance, il cause assez souvent des nausées, de l'anxiété, des pesanteurs d'estomac, l'amertume de la bouche, l'accroissement de la chaleur et la constipation. L'extrait, au contraire, provoque de fréquentes déjections alvines d'une couleur noirâtre et imitant celle de l'extrait lui-même.

SYDENHAM préférait, dans certains cas, la teinture de quinquina à la poudre de cette même écorce, parce qu'il craignait que cette dernière préparation nuisît à la liberté du ventre.

Quelques pharmaciens, pour économiser leur

______

(1) MORTON. opera medica, pag. 55.

charbon , leurs peines et leur tems , préparent l'extrait de quinquina , en y ajoutant du sel de tartre (carbonate de potasse) , à l'aide duquel ils obtiennent plus facilement la partie extractive de cette écorce ; mais il résulte de ce procédé un médicament qui , par son activité excessive , devient plus nuisible que salutaire dans une maladie où la chaleur est nécessairement immodérée , ainsi que le mouvement des humeurs.

La décoction de quinquina (n°. 16.) avec addition de vinaigre , de suc de citron , de sirop de groseilles ou de framboises , est en ce cas un remède excellent. On le rendra plus efficace encore en y ajoutant , s'il n'y a pas de diarrhée , le sel polychreste (tartrite de soude). VOGEL prétend que la décoction de quinquina est préférable à l'extrait ; en effet on a vu cette première préparation arrêter les progrès de la gangrène , que la poudre et l'extrait n'avaient point empêché de se former.

Comme le grand nombre des malades a une forte d'aversion pour cette décoction non-clarifiée, BAUMÉ a cherché à y suppléer par une infusion à froid qu'il a su rendre agréable à l'œil. Il met une demi-once d'écorce du Pérou concassée dans seize onces d'eau ; il la laisse infuser pendant quelques jours , ayant soin d'agiter souvent la bouteille. La liqueur se teint d'un rouge clair, tirant sur le jaune. Il la filtre ensuite, et l'administre ou bien il la laisse évaporer lentement et sans ébullition pour en tirer un extrait sec.

Cette préparation n'a pas une grande vertu (1). J'ai prié le savant professeur JACQUES-WELL de faire quelques expériences d'après cette méthode. Il a mis dans la quantité d'eau, ci-dessus indiquée, la même dose d'écorce employée par BAUMÉ ; après quatre jours d'infusion, la liqueur était peu colorée et d'une amertume légère ; il a décanté et jeté de nouveau sur la même écorce, seize autres onces d'eau, ce qu'il a répété une troisième fois. Enfin il a fait une décoction de cette écorce avec une eau nouvelle, et il a obtenu une liqueur trouble, sub-astringente et très-amère dont la saveur était incomparablement plus forte que celle de l'infusion.

BAUMÉ prétend qu'après deux infusions l'écorce a donné toute sa partie extractive, et qu'on n'en obtient plus rien, ou presque plus rien, par la décoction. WELL a observé le contraire, et dans

––––––––––––––––––––

(1) L'écorce du Pérou et peut-être beaucoup d'autres amers, dit STOLL, infusent très-bien à froid. Le quinquina du moins a plus d'âcreté en infusion froide qu'en décoction. (*Note du traducteur.*

l'expérience qu'il a faite, l'infusion à froid était faible en principes, et la décoction de cette même écorce déja infusée était pleine de saveur et de force. D'où je conclus que le quinquina, infusé à froid, n'est rien moins que dépouillé de toute sa partie soluble.

L'infusion chaude est bien plus efficace. Je mets une once d'écorce choisie et pulvérisée dans seize onces d'eau, je laisse la bouteille dans un endroit modérément chaud pendant trente heures, je décante, et la liqueur, sans être d'une couleur très-foncée est déja assez chargée, et elle est fortement imprégnée de l'odeur et de la saveur du quinquina; il semblerait même que l'eau s'est emparée de tous les principes efficaces du médicament; car la même écorce, après deux heures d'une nouvelle infusion, ne fournit presque plus rien, si ce n'est une couleur rouge.

En faveur de ceux qui ont beaucoup de répugnance pour les remèdes, on peut substituer à la décoction et à l'extrait d'écorce du Pérou, son sel essentiel, lequel est plus résineux que ses autres préparations.

. Le sel paraît différer de l'extrait par sa plus grande pureté, et un gros du premier est plus efficace que deux ou trois gros du second. Dans l'année 1759, j'eus recours à ce remède après avoir inutilement tenté les autres, et je guéris un de mes anciens disciples, HENRI-COLLIN médecin recommandable de l'hopital Pazmann, prêt à succomber à la maladiè qui fait l'objet de ce chapitre.

Les forces du malade, la gravité de la maladie et la constitution épidémique sont les règles d'après lesquels on doit déterminer la dose du quinquina ; une demi-once de l'extrait suffit ordinairement, mais quelquefois il faut en donner jusqu'à une once dans vingt-quatre heures.

Bien que l'écorce du Pérou soit quelquefois un puissant remède dans l'hydropisie, la cachexie, les fleurs blanches, la passion hystérique, la faiblesse du systême nerveux, il ne faut pas croire qu'elle épaississe le sang ; elle le rend au contraire plus fluide et en même tems plus rouge, suivant le témoignage de SCHWENK lequel a remarqué que le sang de ceux qui faisaient usage de ce médicament, coulait facilement quand on les saignait, et n'était point inflammatoire.

Quoiqu'on ait saigné les malades, qu'on ait évacué les saburres des premières voies, et que les forces soient très-abattues, si le pouls est encore dur, le quinquina exaspèrerait la maladie.

Dès l'année 1753, et avant que PRINGLE eût mis en vogue l'usage de l'écorce du Pérou, dans ces sortes de fièvres, lorsque je remarquais une remittence régulière, après avoir tiré du sang et pourvu à la netteté des premières voies, j'y avais recours ; mais j'ai vu avec regret que dans ce cas, au lieu d'emporter la maladie, il la traînait au contraire en longueur, qu'il rendait les crises tardives et imparfaites , et qu'il s'ensuivait de nombreuses récidives.

PRINGLE que je viens de citer , a observé que le quinquina était sans efficacité contre la gangrêne, tant que les vaisseaux étaient trop pleins , et que le sang tiré formait une croûte inflammatoire (1).

Lorsqu'une fièvre intermittente a dégénéré en fièvre ardente, le quinquina uni aux antiphlogistiques , et donné au commencement de la rémittence, dès le moment du changement de la maladie, produit des effets souverains.

Communément un délire furieux accompagne la fièvre ardente. Quelquefois cependant il ne se manifeste qu'un délire léger. Dans ce dernier cas, le pouls est faible , prompt , inégal ; surviennent les

____

(1) Observations on the diseases of the army.

soubresauts des tendons, les tremblemens , l'obs-
curcissement de la vue , les convulsions. Dans
cet état de choses presque désespéré , j'ai fait
usage, avec le plus grand succès , du musc (n° 17.)
et je le donnais ainsi toutes les trois ou quatre heures , en continuant toutefois le quinquina et les
délayans , à moins que les malades se refussassent
à boire ; le plus souvent , à la suite de ce remède ,
il survenait une sueur d'une odeur musquée et à la
suite de laquelle les accidens étaient calmés.

Certains malades hystériques ou hypocondriaques ne supportent pas l'odeur du musc , je lui
susbtitue alors une légère dose de camphre , l'infusion de serpentaire (n°s. 18, 19.) ou l'esprit de
corne de cerf (ammoniac de corne de cerf) avec
l'essence de castoreum (n°. 20.)

Pour vaincre l'insomnie , j'oblige les malades à
garder une position verticale , je les mets à un régime très-froid , j'entretiens la liberté du ventre ,
et je leur fais appliquer sur la tête ou sur les tempes
des compresses imbibées d'un mélange de vinaigre
et d'eau de roses ; ce dernier moyen produit les
meilleurs effets.

Il faut s'abstenir de l'usage de l'opium que
quelques médecins recommandent , comme propre
à mettre un frein à la fureur impétueuse de la ma-

ladie. En effet les insomnies opiniâtres dénotent assez souvent un principe d'inflammation dans le cerveau , et l'opium ne peut qu'augmenter cette disposition , par la propriété qu'il a de porter les humeurs à la tête. On peut comparer la manière d'agir de l'opium à celle du vin ; or , certes aucun médecin instruit ne prescrira cette dernière boisson pour réprimer les mouvemens effrénés de la nature. FRÉDÉRIC HOFFMANN a vu , dans la fièvre ardente , une très-petite dose d'opium occasionner le trouble des idées et un léger délire. PRINGLE enseigne que les opiatiques sont nuisibles toutes les fois que l'insomnie a la fièvre pour cause ; et suivant l'assertion de GORTER , l'opium , bien loin de calmer dans les fièvres ardentes , augmentera au contraire la violence et le désordre des humeurs.

Les différentes crises par lesquelles se termine la fièvre ardente sont : l'hémorragie des narines , la diarrhée, les sueurs, les parotides , et quelquefois les hémorrhoïdes.

Cette fièvre ne se termine jamais par une bénigne résolution. Cette terminaison n'appartient qu'aux maladies légères ; les maladies graves doivent être jugées.

L'hémorragie du nez est réputée la plus fréquente des évacuations critiques de la fièvre ardente. Ses signes précurseurs sont les mêmes que ceux décrits dans le chapitre précédent, (pag. 27); mais ici il importe au salut du malade que l'hémorragie soit plus abondante.

Si elle était immodérée, ce qu'on reconnaît à la quantité énorme du sang évacué, à la paleur du visage, à l'affaissement des veines, au pouls faible et vacillant, on appliquera avec succès à l'extérieur des narines un mélange de vinaigre et d'eau.

HIPPOCRATE nous avait déja prévenu contre le danger d'une hémorragie du nez trop abondante et survenant un jour critique. Si elle est tellement violente qu'il y ait du risque à différer d'y remédier, et si déja le malade est épuisé, il faudra recourir à la dissolution de vitriol blanc, (sulfate de zinc), (n°. 21.), laquelle n'a jamais trompé l'attente de VAN-SWIETEN; on en imbibe une tente de charpie qu'on enfonce, le plus profondément qu'il est possible, dans les narines. Pour y parvenir, on garnit l'extrémité d'un tuyau de plume de cette charpie imbibée de la dissolution vitriolique; ensuite, on l'introduit dans les narines, d'abord perpendiculairement, dans le trajet d'un demi-pouce à-peu-près; puis, pour porter la tente par le conduit des narines vers la gorge, on élève lentement et avec précaution le tuyau de plume, et on abandonne la charpie. Par ce procédé, la dissolution parviendra jusqu'au lieu affecté. Le bourdonnet doit rester là un jour ou deux, après lesquels, pour l'ordinaire, il se dégage de lui-même.

Si au contraire, le sang épais et noir ne coulait que goutte à goutte et avec difficulté, on portera sous les narines du malade un vase plein d'eau chaude dont la vapeur, assouplissant les vaisseaux et les relâchant, facilitera un écoulement plus abondant.

La fièvre ardente se termine aussi par des parotides et par l'engorgement des glandes inguinales, sur lesquelles on conseille d'appliquer des cataplasmes ; mais, en se réfroidissant, ils pourraient devenir répercussifs, et je leur préfère les emplâtres gommeux, le diachylum etc. Dès qu'on juge que la suppuration est établie, il faut ouvrir le dépôt, sans attendre la fluctuation ni l'amollissement de la tumeur, car le pus qu'elle contient est si épais et si consistant, qu'elle est encore dure, même en pleine maturité. Si on tarde de faire l'ouverture de l'abcès, le pus, dans une aussi violente maladie, contracte bientôt un caractère très-âcre, il rentre dans le torrent de la circulation

circulation, et s'il vient à se porter sur quelques parties vitales, il jette tout-à-coup le malade dans un danger imminent, ou quelquefois il produit la fièvre lente.

L'abcès étant ouvert, on doit bien augurer de la maladie, si le pus est blanc, sans fétidité, s'il ne teint point la sonde, et si la fièvre diminue. Si au contraire le pus est sanieux, le malade sans force, le pouls inégal, intermittent, le danger est extrême.

Si les parotides disparaissent subitement sans autre évacuation subséquente, elles sont d'un présage fâcheux, et lors même qu'elles suppurent, elles ne sont pas encore un signe certain de salut. HIPPOCRATE parle de deux malades qui périrent malgré la suppuration des parotides. BAILLOU pense que les parotides sont funestes, si la fièvre persévère après leur apparition. J'ajoute qu'elles sont presque toujours mortelles, quand la tumeur se manifeste tout-à-coup, accompagnée de coma et de difficulté de respirer (1).

Suivant le témoignage de VAN-SWIETEN, des crachats épais, mobiles, lubrifiés, concourrent quelquefois avec d'autres évacuations à juger la

____

(1) Ou lorsqu'elle survient dès le principe de la maladie. (*Note du traducteur.*)

fièvre ardente, mais rarement, ou pour mieux dire, jamais, ils n'opèrent seuls cette crise salutaire.

Si la toux survient dans cette maladie, il faut ajouter aux remèdes, précédemment indiqués, la décoction de guimauve avec l'oximel, (n°. 22), et si les crachats sont épais et tenaces, on y joindra une ou deux onces d'oximel scillitique, suivant l'état des forces et l'intensité des symptômes.

Si l'expectoration vient à se supprimer, si la respiration est stertoreuse, et s'il y a lieu de craindre la suffocation, le malade prendra, toutes les deux ou trois heures, un grain de kermès minéral (oxide d'antimoine sulfuré rouge), (n°. 23). Cette légère dose excitera rarement le vomissement ou la diarrhée (1). Si cependant l'un ou l'autre

---

(1) Il est des circonstances, assez rares dans les maladies aigües, où il convient d'administrer le kermès minéral à fortes doses ; mais en général, celle à laquelle QUARIN le prescrit ici, et qu'il appelle légère, ne le serait point en France, et dans le plus grand nombre des cas, elle produirait l'anxiété, provoquerait la nausée, peut-être le vomissement, et par conséquent augmenterait la chaleur, le désordre des humeurs, et par suite, la faiblesse et l'abattement. Pour modérer l'effet du remède, s'il est excessif, l'auteur conseille de lui adjoindre les pilules de cynoglosse ou de styrax, en continuant la même dose de kermès. Mais c'est evidemment

effet avait lieu , on joindrait au kermès deux grains de la masse des pillules de styrax ou de cynoglosse , jusqu'à ce que le vomissement ou la diarrhée eussent cessé , et alors on reviendrait de nouveau au kermès seul (1). On ne doit plus craindre autant les effets de l'opium , lorsque la matière des crachats a acquis de l'épaisseur et de la ténacité , car dès lors la fièvre est , pour l'ordinaire , modérée , et on n'a plus à redouter le retour de son impétuosité première.

Les urines briquetées doivent être considérées bien plus comme un avant-coureur de la crise que comme la crise elle-même , et plutôt et plus longtems elles déposent , plus elle est complette.

BOERRHAVE pense que la fièvre ardente se

multiplier les êtres sans nécessité , et au lieu de cette inutile complication de médicamens , il est bien plus simple , en pareil cas , de diminuer la dose du kermès , ou même , s'il le faut , d'en suspendre l'usage , que de le continuer à une dose trop forte et d'en atténuer l'effet. (_Note du traducteur._)

(1) Lorsqu'à l'aide du correctif qu'il indique , les accidens produits par le kermès ont cessé, QUARIN veut qu'on revienne à la même dose qui les a produits. Mais c'est le moyen presqu'infaillible de les faire renaître; car le corps est bien plus disposé au vomissement ou à la diarrhée dont il vient d'être récemment délivré , qu'il ne l'était en premier lieu. (_Note du trad._)

termine quelquefois par un frisson critique. Mais VAN-SWIETEN remarque judicieusement que , bien qu'un tel frisson dénote l'atténuation et la mobilité de la matière morbifique et indique par conséquent qu'elle est au point d'être évacuée , cette matière néanmoins n'est jamais tellement assimilée aux humeurs saines , qu'elle puisse circuler avec celles-ci librement , et sans qu'il en résulte un trouble notable dans les fonctions ; aussi le frisson dont parle BOERRHAVE , est-il presque toujours suivi d'une évacuation critique. Il peut donc accompagner la crise de la fièvre ardente ; mais jamais, ou presque jamais , il ne l'opère seul.

Il ne faut pas chercher à remédier à ce frisson par les remèdes échauffans , car celui-ci doit être regardé plus particulièrement, ainsi qu'il vient d'être dit , comme le précurseur de la crise qui va s'opérer , puisqu'il annonce que la nature de la maladie , rendue mobile , est prête à être évacuée. Or, dans cet état, il doit y avoir moins de frottement , et par conséquent moins de chaleur (1). Lorsque le frisson a cessé, la libre cir-

____

(1) Moins de frottement, moins de chaleur , la conséquence est juste ; mais c'était le frisson qu'il s'agissait d'expliquer et non pas la diminution de la chaleur , ce qui est une chose différente. (*Note du traducteur.*)

culation des humeurs se rétablit ; bientôt une chaleur égale se répand dans tout le corps ; et c'est ainsi qu'on distingue cette espèce de froid de celui de très-mauvais augure qui n'occupe que les membres et qui n'a lieu que parce que les forces de la circulation ne sont plus suffisantes pour pousser le sang jusqu'aux extrémités. C'est de celui-ci dont parle HIPPOCRATE quand il dit : le froid qui survient, les forces étant épuisées, est mortel.

La diarrhée, lorsqu'elle soulage le malade, est critique, et on doit lui laisser un libre cours. Si, au contraire, par son effet, les forces diminuent, si la figure s'affaisse, si le pouls devient inégal et faible, il faut se hâter de la combattre ; le nitre, les sels, le miel sont ici contr'indiqués. On fera usage du quinquina en substance, et non de l'extrait qui, comme nous l'avons dit, a la propriété d'augmenter la liberté du ventre. On joindra à ce premier moyen la mixture (nº. 24.) composée du bol d'Arménie et de gomme arabique, à la dose d'une once toutes les deux ou trois heures ; et, suivant la diversité des symptômes dont il a été fait mention plus haut, on pourra mettre en usage le camphre, le musc, etc; les vésicatoires appliqués aux jambes seront aussi parfois très-avantageux.

On vante l'usage du salep (n°. 25.) dans cette espèce de diarrhée ; mais on peut sans inconvénient lui substituer l'orchis morio de LINNÉ , qui croît abondamment en Autriche. On fait bouillir sa racine dans l'eau pendant quelques secondes ; on la dépouille ensuite de sa première écorce , et on la suspend à un fil pour la faire sécher à l'air. Elle devient dure et demi-transparente, comme la gomme adragant , et est entièrement soluble dans l'eau qu'elle rend glutineuse (n°s. 26 , 27.).

L'infusion des fleurs de coquelicot et de sureau produit un bon effet dans les violentes diarrhées. Mais la fleur de sureau doit être sèche ; récente , elle est laxative , suivant VOGEL.

Quelquefois dans la fièvre ardente , le pouls auparavant dur et fort, devient mou et petit, le malade est sans force , la diarrhée survient, elle augmente la faiblesse et s'accroît par les boissons qu'on lui oppose ; il faut recourir aux astringens , et ajouter un demi-gros ou deux scrupules de suc épaissi de cachou à un mélange de poudre de sima-rouba et de quinquina. Car cette espèce de diarrhée est moins l'effet de l'acrimonie que du relâchement produit par les boissons abondantes , les nombreux lavemens et l'afflux des humeurs

attirées dès le principe de la maladie vers les premières voies par la matière âcre qui les irritait.

Dans une urgente nécessité , on peut donner
de tems en tems l'opium.

Prenez Opium purifié . . . . 1 grain et dem.

    Sucre blanc. . . . . 2 gros.

    Eau de fleurs de coquelicot 1 once et dem.
M.

Que le malade en prenne une cuillerée toutes les
heures, jusqu'à ce que la diarrhée diminue. Il faut
craindre cependant de l'arrêter tout-à-coup.

Lorsque la diarrhée a cédé aux astringens et
aux parégoriques, s'il se manifeste de l'anxiété ,
de l'oppression, si le ventre est tuméfié , on prescrira le lavement émollient (n°. 28.) composé de
décoction de guimauve , de miel mercurial , etc.
ou de lait , et on administrera l'extrait de quinquina, jusqu'à ce que le ventre se relâche , et que
ces nouveaux symptômes soient modérés. Si on
ne parvient promptement à ce but, la gangrène
terminera bientôt et les maux et les jours du malade.

La chaleur tempérée de l'atmosphère du sujet
est une condition importante du traitement. Il
doit être couché sur un matelas et non sur un lit
de plume.

CELSE veut que la chambre de ces malades soit vaste et bien aérée, et GALLIEN avertit que dans les maladies où la chaleur est excessive, on doit prendre garde que les assistans, par leur multitude, échauffent l'air de l'appartement.

En été, lorsque l'air est sec et chaud, non-seulement on doit ouvrir les portes et les fenêtres, en garantissant toutefois les malades des courans d'air, mais encore arroser le carreau et les murs de leurs chambres avec l'eau la plus froide, à laquelle on ajoutera du sel ammoniac (muriate ammoniacal) ou du nitre. On leur procurera ainsi un rafraichissement aussi sûr qu'agréable. Les rameaux de sureau en fleurs (1), ceux de frêne, de saule, de bouleau, de peuplier, de rosier, d'épine-vinette, de viorne, etc., plongés en partie dans l'eau, en pompent une portion et l'expirant ensuite, corrigent ainsi la sécheresse de l'air par la vapeur humide qu'ils exhalent.

On peut encore, dans la même vue, suspendre dans la chambre des malades, du linge imprégné d'une dissolution de nitre ou de sel ammoniac.

____

(1) Les rameaux de sureau ont une odeur forte et désagréable. Les fleurs en sont aussi très-odorantes, et par cette double raison, ils pourraient incommoder les malades, loin de leur apporter quelque soulagement. (*Note du traducteur.*)

A Vienne on a la mauvaise méthode de donner abondamment dans toutes les saisons, et dans presque toutes les maladies indistinctement, les bouillons chauds et les infusions théi-formes. Il en résulte une chaleur plus forte, des sueurs copieuses, et le malade n'est point restauré. Je préfère des boissons un peu fraîches et légèrement acides. Quoique les boissons très-froides aient quequefois, par exception, réussi dans les fièvres, cet usage n'est pas moins condamnable, car, comme l'observe avec raison VAN-SWIETEN, on ne peut pas établir sur des faits aussi rares une règle générale; ou bien, et par la même raison, il faudrait aussi donner aux fébricitans les harengs salés, le lard et les autres alimens grossiers, parce que certains malades qui les convoitaient beaucoup ont été guéris après en avoir mangé, à l'insçu et contre l'avis de leurs médecins. CLEGHORN (1) condamne avec justice, et les praticiens qui refusent les boissons froides aux malades qui les appétent beaucoup, et ceux qui, comme les Italiens et les Siciliens, font boire leurs malades à la glace, à moins que ceux-ci n'en aient contracté l'habitude en santé.

---

(1) Observations on the diseases in minorca. pag. 190.

On peut conseiller aux indigens le lait écrêmé ; mais, s'il occasionne , comme je l'ai vu souvent arriver, des diarrhées immodérées , il doit leur être interdit.

Souvent, à la suite des fièvres ardentes , surtout de celles qui se terminent par une abondante expectoration, le corps est épuisé, la respiration difficile, et les crachats purulens. Dans cet état de choses , l'équitation , l'air de la campagne, la décoction de quinquina et de lichen d'Islande, (nº. 29) , un exercice modéré , le lait produisent d'excellens effets.

Les malades, à la suite des fièvres continues, restent quelquefois sujets à des sueurs abondantes. L'infusion de sauge (nº. 3o.), aqueuse ou vineuse est, pour l'ordinaire, très-efficace en ce cas. Mais si l'on reconnaît que ce remède échauffe trop , s'il altère, on lui substituera avec avantage le quinquina ou sa décoction aiguisée avec l'esprit de vitriol (acide sulfurique étendu d'eau) ou quelques gouttes de liqueur minérale anodyne.

La surdité qui persévère quelquefois après la guérison des fièvres ardentes , ou se dissipe d'elle-même par laps de tems, ou cède à un emplâtre de galbanum et de camphre qu'on applique à la nuque.

C'est une pratique vicieuse de purger les malades qui relèvent d'une fièvre ardente ou de toute autre fièvre, si aucun symptôme n'en indique le besoin. (voy. la note (1), pag. 102).

CHAPITRE IV.

DE LA FIÈVRE PUTRIDE.

LA fièvre putride s'annonce assez ordinairement, quelques jours à l'avance, par un état de langueur, un sommeil inquiet, la perte totale de l'appétit, les douleurs de la tête et des reins, la puanteur de l'haleine et la fétidité des urines ; bientôt la fièvre s'allume, ses exacerbations et ses rémittences n'observent aucun type certain, le pouls est d'abord prompt et petit, puis il devient fort, et si quelque disposition inflammatoire se joint à la maladie, il prend de la dureté. La langue est blanche, la bouche amère, et le malade est fatigué par de fréquentes nausées, par les efforts qu'il fait pour vomir, et enfin par le vomissement même ; les urines sont rares, la peau parfois séche et aride, le ventre ou serré ou trop libre, et les sueurs abondantes ; mais ces deux derniers symptômes n'apportent aucun soulagement.

Les causes de la fièvre putride sont : l'abus des viandes et du poisson, sur-tout, lorsque ces alimens ne sont pas récens et sains, la contagion, la constitution épidémique, l'air des prisons et des hôpitaux, les inondations et la putrescence des eaux répandues et croupissantes, la rétention de la matière perspircable, car ce fluide très-putrescible de sa nature, lorsqu'il n'est point évacué par ses voies naturelles, reflue le plus souvent vers les intestins. C'est pourquoi les fièvres putrides sont plus fréquentes dans les tems doux et pluvieux, quoiqu'elles ne laissent pas de régner quelquefois pendant l'hiver.

L'épidémie putride la plus meurtrière peut avoir pour unique cause les mauvais alimens. Pendant le siège de Bréda, tandis que les habitans, dévorés par la famine, se disputaient les nourritures les plus dégoûtantes, ils étaient en même tems en proie aux ravages de la peste, et l'armée royale, sous les murs et à la porte de cette ville, était exempte de ce cruel fléau. On a constamment observé qu'en tems de guerre, les armées le mieux pourvues de vivres, et le mieux tenues, étaient aussi celles qui étaient le moins sujettes aux fièvres putrides.

L'air croupissant et infecté des lieux habités par une grande multitude donne aussi naissance aux fièvres le plus éminemment putrides, et si l'air des prisons et des hôpitaux, où les hommes sont entassés, n'etait de tems en tems renouvelé, il pourrait par une plus longue stagnation devenir vraiment pestilentiel. C'est ainsi que dans l'avant-dernière guerre, une foule de soldats de nouvelle levée, accumulés dans des salles très-étroites, donnèrent lieu à une fièvre putride qui enleva un grand nombre d'entre eux.

On préviendrait quelquefois les fièvres putrides dans les armées, si les circonstances de la guerre permettaient souvent de lever le camp, si on y allumait de grands feux, et si on purifiait l'air des tentes par la vapeur du souffre enflammé; il serait également salutaire, sur-tout dans les chaleurs, de fournir aux soldats l'oxicrat pour boisson, et au défaut de vinaigre, de l'eau légèrement acidulée avec l'esprit de vitriol (acide sulfurique étendu d'eau).

Il y a des fièvres putrides de différens caractères. Elles sont parfois compliquées d'inflammation, et alors le pouls est dur, la face rouge, les veines gorgées et saillantes; les gens sanguins; ceux qui vivent splendidement ou qui sont adonnés aux boissons spiritueuses, sont sujets à cette complication à laquelle s'exposent aussi ceux qui, dans le principe de la maladie, cherchent à rele-

ver, par l'usage du vin et des boissons aromatiques, leur appétit détruit ou leurs forces abattues.

Quelquefois, au moment de l'invasion de la
maladie, la matière putride est encore toute entière
dans les premières voies, ce qui arrive sur-tout à
ceux qui ont mangé beaucoup de viandes ou de
poissons à demi-corrompus. Dans ce cas, le pouls
n'est pas très-faible, les forces sont moins altérées,
la figure moins pâle et terreuse, mais la bouche
est amère, il y a oppression au scrobicule du
cœur et le malade éprouve des rots très-fétides.

D'autrefois il arrive, quoique le foyer de la putridité soit encore dans les premières voies, que
le principe putride a déja passé dans le sang. Le
pouls alors est faible, vîte, inégal, les sueurs
copieuses, les urines puantes, et le malade, ainsi
que dans le cas précédent, se plaint d'oppression
au scrobicule du cœur.

Au contraire, la matière putride provenant de
contagion, d'une constitution épidémique, de
l'usage des eaux putréfiées, affecte, pour l'ordinaire en premier lieu, la masse du sang dont elle
se sépare ensuite pour se porter sur les premières
voies; ce qui a fait dire à HOFFMANN que cette
fièvre engendrait la bile.

On distingue cette dernière espèce, d'abord par

l'existence des causes que nous venons de dire lui être propres; en outre, le pouls est faible et accéléré, les forces très-abattues et les sueurs abondantes; les déjections alvines sont fréquentes, de nature séreuse et ne produisent aucun amendement; la langue est plombée, la figure pâle et hâve, la vue obscurcie. Surviennent enfin les pétéchies, mais sans soulagement, le délire, les tremblemens; quoique l'appétit soit nul, les nausées et les efforts pour vomir sont moindres que dans l'espèce précédente où l'estomac est rempli d'impuretés.

Quelquefois, la maladie étant déja avancée, il se manifeste de l'inflammation, sur-tout lorsque, dans le principe, on a omis d'évacuer les premières voies. Alors la matière putride, rendue plus âcre par l'action de la fièvre, enflamme et corrode les parties où on l'a laissé séjourner.

Dans cet état de choses, le pouls est prompt, petit, sub-rénitent et offre au toucher la sensation d'un fil de fer passé dans l'artère. La langue est très-aride, les joues rouges; à ces symptômes se joignent le délire, le météorisme du ventre, les convulsions et le hoquet; les malades refusent les boissons qui les fatiguent cruellement; quelquefois ils rejettent par le vomissement, et les médicamens

camens et toute espèce de liquide ; vient enfin une diarrhée ichoreuse à laquelle le plus souvent ils ne tardent pas de succomber.

Le pronostic varie ; la maladie est parfois emportée tout-à-coup par un vomitif, lorsqu'elle a son foyer dans les premières voies ; et c'est dans ce sens que TISSOT (1) dit que souvent un émétique tranche la fièvre.

La durée de la maladie se prolonge quelquefois jusqu'à six semaines ; ce qui arrive sur-tout quand au début on a négligé de nettoyer les premières voies.

Il arrive aussi que la fièvre putride se change en intermittente, ou se termine par des obstructions ; souvent dans les maladies putrides d'origine bilieuse, les malades deviennent jaunes comme dans l'ictère, et sans qu'on puisse en présager rien d'heureux ou de funeste. PRINGLE a ouvert le cadavre d'un homme mort à la suite de cette dernière complication, et n'a trouvé dans le canal cystique et dans les conduits biliaires ni calcul, ni obstruction.

Les premières voies étant évacuées, les choses

____

(1) De febre biliosâ, pag. 16.

restent, pendant quelques jours, dans le même
état. Pendant cette station de la maladie, si les
deux hypocondres sont égaux, s'ils sont mous et
indolens, si le malade se couche dans des posi-
tions naturelles et comme en santé, si la respiration est libre, l'esprit serein, le pouls égal, on
peut avec fondement espérer une heureuse terminaison. Mais si le pouls devient prompt, petit et
inégal ; si l'abdomen se météorise ; s'il survient
du délire, des soubresauts, des convulsions ; si le
hoquet (qui quelquefois cependant est l'effet d'une
plénitude excessive de l'estomac) se joint aux autres
symptômes ; enfin si le malade recueille des flocons, s'il laisse aller ses excrémens sans s'en ap-
percevoir, si son corps se couvre de pustules
pourprées et livides, et si les hypocondres sont
tendus et tuméfiés, la mort est imminente.

Si l'inflammation se joint à la putridité, dès
l'invasion de la maladie, ce qui arrive sur-tout à
ceux qui antécédemment ont vécu dans l'abondance, et ce qu'on reconnaît à la dureté et à la
plénitude du pouls, il faut tirer du sang, mais
avec plus de ménagement que dans la fièvre
ardente.

Si la fièvre putride n'est nullement compliquée
d'inflammation, la saignée la rendrait mortelle,

ou tout au moins la ferait dégénérer en maladie de langueur et en cachexie. J'ai vu saigner en ce cas, pour remédier à la chaleur externe et à de violens maux de tête, quoique d'ailleurs le pouls fût petit et faible et la langue très chargée, méthode bien condamnable ; c'est par les purgatifs que ces symptômes doivent être combattus, comme le remarque HOLLIER. HUXAM et PRINGLE observent que le médecin a besoin de la plus grande circonspection pour discerner sûrement les symptômes qui indiquent la saignée, car l'orgasme d'un sang putride et dissous simule quelquefois si exactement la diathèse inflammatoire et la plétore, qu'il met en défaut la sagacité des médecins même les plus exercés.

Corriger le vice de la matière morbifique et l'évacuer, telle est la double indication à remplir dans le traitement de la fièvre putride.

Lorsque le foyer de la maladie a son siège dans les premières voies, les sels neutres avec le suc de citron (n°. 5) discuteront d'abord les matières qui y sont contenues, lesquelles sont souvent tellement épaisses et glutineuses qu'il serait impossible de les emporter d'emblée.

VAN-SWIETEN a observé, après un été excessivement chaud, des fièvres bilieuses épidémiques, accompagnées de nausées et de vomissemens, dans lesquelles les vomitifs donnés dès l'abord n'avaient aucun succès (1); mais, si on commençait par délayer et dissoudre les humeurs, pendant un jour ou deux, souvent les malades vomissaient spontanément une bile corrompue et presqu'aussi épaisse que la glu, ou à défaut de vomissemens spontanés, on obtenait le même effet par un léger émétique administré à la suite des délayans et des discussifs.

Après avoir fait usage pendant un jour ou deux des boissons délayantes et dissolvantes, ou même dès le début de la fièvre putride, si dès les premiers instans, les nausées sont très-fortes, et

______

(1) VAN-SWIETEN assigne, à une constitution particulière, un caractère commun à toutes les maladies d'automne. Au printems, dit STOLL, les humeurs sont rarement épaisses et ténaces, elles sont mobiles et disposées à être facilement expulsées par le vomissement, et sans qu'il soit besoin de faire précéder les délayans, ce qui est rare en été et sur-tout en automne où la bile est visqueuse et fortement adhérente; de manière que, si une boisson dissolvante prise abondamment pendant un jour ou deux, ne délaie cette matière accumulée dans les premières voies, l'émétique, dans ces dernières saisons, ne produira presqu'aucun effet ou du moins aucun soulagement. (*Note du traducteur.*)

si les malades vomissent naturellement, on prescrira l'ipécacuanha avec le tartre émétique (tartrite de potasse antimonié).

L'ipécacuanha seul ne remplit pas aussi parfaitement l'indication présente ; car, comme je l'ai dit au chapitre des *Fièvres continues*, il n'a pas assez d'énergie pour chasser la bile lorsqu'elle est visqueuse et très-tenace, et d'ailleurs un de ses effets consécutifs est de serrer le ventre dont la liberté est essentielle à entretenir dans tous les stades de cette maladie.

Il est quelquefois nécessaire de réitérer le vomitif, quand on a des indices que l'estomac n'est pas complétement évacué. Car il serait presqu'impossible de corriger ce résidu de matières putrides par les seules boissons délayantes et acides. J'ai d'ailleurs vu des malades attaqués de fièvres putrides et tourmentés par une soif ardente, refuser néanmoins toute espèce de boissons, même les acidules les plus agréables, parce que toutes augmentaient la nausée. Enfin il serait à craindre si, dans le cas dont il s'agit, on négligeait de recourir aux vomitifs, que les matières sales et putrides contenues dans l'estomac et les intestins fussent pompées par les vaisseaux absorbans, et qu'elles portassent ainsi leur perversité dans la masse des humeurs. C'est pourquoi VAN-SWIETEN pense qu'on doit combattre, dès le principe, par les purgatifs ou les emétiques, certaines fièvres automnales continues qui reconnaissent pour cause la bile enflammée par les chaleurs immodérées de la saison précédente ; autrement la matière fébrile, rendue plus acre par son séjour dans les premières voies et par la chaleur de la fièvre, excitera par la suite des vomissemens ou une diarrhée éminemment putride, diarrhée souvent funeste aux malades déja affaiblis et épuisés par les progrès du mal, et incapables désormais de supporter d'aussi violentes évacuations ; il ajoute qu'ils éprouvent un grand soulagement d'un vomitif administré dès le commencement de la maladie, laquelle parcourt ensuite ses différens tems avec bénignité, et se termine sans accidens.

Toute la difficulté consiste à bien discerner s'il y a inflammation ou non. La dureté du pouls, une douleur aigüe de l'estomac, augmentée par tout ce que prend le malade, la saison actuelle, le genre de vie précédent, la constitution régnante éclairent sur cette partie essentielle du diagnostic.

UNZER (1) observe avec raison que l'inflamma-

______

(1) In folio hebdomario medicin. quod inscribitur : *Medicus.* Tom. 5, pag. 621.

tion de l'estomac est plus rare qu'on ne pense, et que souvent un vomitif fait disparaître, à l'instant, les anxiétés, la douleur au scrobicule du cœur, etc.

Les médecins doivent prendre garde de se laisser induire en erreur par la toux d'estomac qui accompagne fréquemment la fièvre putride, et de négliger, en conséquence de cette méprise, l'usage du vomitif, dans la crainte mal fondée d'une inflammation à la poitrine.

On reconnaît la toux gastrique par l'amertume de la bouche, par l'anxiété dans la région précordiale, la nausée, la saleté de la langue, par les considérations déduites du genre de vie habituel du sujet et de la constitution épidémique. Les malades, en respirant, n'éprouvent aucun sentiment de douleur dans la poitrine ; mais ils sentent, dans la région de l'estomac, de l'oppression et une irritation dont la toux est l'effet immédiat.

Les fonctions du corps peuvent être gravement altérées par l'abondance de la bile dans la région précordiale. GALLIEN a déja remarqué qu'il en résultait quelquefois des convulsions qui cédaient à l'instant même à un vomitif. Le célèbre VAN-SWIETEN, que nous nous plaisons à citer, rapporte avoir appris de BOERRHAVE qu'une cause assez fréquente du délire dans les fièvres, était

un amas d'humeurs impures vers la région précordiale, et il ajoute l'avoir vérifié lui-même et avoir
rendu sur-le-champ à des malades en délire toute
leur présence d'esprit par un vomitif qui chassait
la saburre, unique cause du mal (1).

____

(1) THOMAS BARTHOLIN rapporte (*Histor. Anatom.*) l'histoire d'un écolier étudiant en philosophie, qu'il guérit du
desir de se donner la mort, espèce de délire chronique qui le
tourmentait depuis long-tems, par un émétique qui lui fit
rendre une quantité prodigieuse de bile verdâtre et qui lui
rendit et la raison et la santé. Le docteur RETZ, dans son
Traité des maladies de la peau, raconte un trait semblable.
J'ai guéri, il y a deux ans, un jeune homme âgé de trente
ans, d'un caractère gai et même facétieux, lequel était devenu
depuis quelques mois, et sans aucune raison morale, mélan-
colique jusqu'à la manie. Je le délivrai de ce sentiment pénible de tristesse et d'ennui qui le poursuivait par-tout, et le
rendis à son état naturel en lui donnant, à quatre jours d'intervalle, deux vomitifs auxquels je l'avais préparé par d'am-
ples boissons dissolvantes et des pillules incisives composées
avec du souffre doré d'antimoine (oxide d'antimoine sulfuré
orangé), quelques grains de scille et la gomme ammoniaque.
Enfin les Anciens employaient la racine d'ellébore contre
la manie et la démence. Cette racine, en même tems émétique et drastique, ne tempérait probablement ou ne guérissait
ces sortes de maladie qu'en produisant d'abondantes évacuations, et il est vraisemblable même que ce remède n'était

La secousse du vomissement s'étend sur les viscères abdominaux ; elle discute et résout les matières ténaces qui y sont amassées, les dispose à être évacuées, et prévient ainsi les obstructions qui sont la suite si ordinaire des fièvres automnales.

Il est clair, d'après ce qui a été dit, que c'est une erreur bien funeste de combattre la fièvre putride uniquement par les délayans et les acides, sans s'occuper de purger la saburre inhérente aux premières voies.

Car, suivant ZIMMERMANN (1), dans les fièvres putrides graves, l'évacuation ne doit point être abandonnée à la nature dont la puissance en ce cas est bien inférieure à celle de l'art.

Les purgatifs antiphlogistiques n'ont pas autant d'efficacité que les vomitifs, et, d'après la remarque de THOMAS-GLASS (2), on doit éviter les purgations alvines toutes les fois que l'amertume de la bouche, le froid des extrémités et

---

efficace que dans les cas analogues aux précédens, dans lesquels le mal n'avait d'autre cause qu'un amas d'humeurs dans la région précordiale ou au cerveau.

(1) De dysenteriâ epidemicâ. Pag. 26.
(2) Commentarii duodecim de febribus. Pag. 79.

d'autres accidens dénotent qu'il y a un amas de matières putrides dans l'estomac ; en effet , le vomitif chasse plus sûrement et plus complètement les humeurs gastriques , et par une issue plus voisine de leur foyer. TISSOT a observé qu'un seul émétique était souvent plus avantageux que plusieurs purgations.

Si cependant le vomitif se trouve contr'indiqué par les raisons rapportées au chapitre de la *Synoque non putride* , page 16 , on sera forcé de recourir aux purgatifs antiphlogistiques , tels que les tamarins, la crême de tartre (tartrite acidule de potasse) , et le sel de glauber (sulfate de soude).

On ne doit pas craindre de donner de tems en tems un verre de boisson purgative dans le commencement de la fièvre putride quand bien même le ventre serait déja relâché ; car si on se contente d'opposer à la maladie les remèdes délayans , bientôt les déjections alvines deviendront moins fréquentes , l'abdomen se tuméfiera et le délire et les autres accidens les plus fâcheux ne tarderont pas à se manifester.

Dans le principe de la fièvre putride , une diarrhée abondante et des déjections purement aqueuses sont d'un fâcheux présage , car elles décèlent la colliquation des humeurs laquelle doit être promptement combattue par de fortes doses d'acides minéraux auxquels on ajoutera le quinquina, si déja les forces sont défaillantes.

Quelques médecins, après l'effet du vomitif, donnent un narcotique pour calmer le désordre qui est la suite nécessaire de ce remède turbulent; mais l'opium est contraire à l'indication toutes les fois que la nature a besoin d'évacuations, et l'on doit s'efforcer, dans cette maladie, d'entretenir la liberté du ventre à la suite de l'émétique, tant pour donner issue à la matière putride qui déja pourrait s'être amassée de nouveau dans les intestins, que pour en expulser les matières que l'action du vomitif, après les avoir brassées et dissoutes, aurait pu porter sur ces organes.

L'opium augmente la fièvre, excite des sueurs funestes dans le commencement de la maladie, et favorise la disposition putride. J'ai remarqué que les cadavres de ceux qui en avaient fait usage se putréfiaient très-promptement.

Les parégoriques qu'on donne dans le cours de la fièvre putride, afin de concilier quelque repos aux malades, ne conviennent pas davantage qu'au tems de son invasion. PRINGLE en réprouve l'usage dans la fièvre bilieuse. TRALLES (1) n'employa jamais les opiatiques dans le traitement d'une épidémie très-maligne et semblable à celle qui désola l'Autriche en 1772, laquelle avait pour cause de longues pluies, l'inondation des rivières et des réservoirs, l'insalubrité de l'air souillé par toutes ces émanations aquatiques, et la cherté des vivres. Il s'abstint également de tous remèdes de ce genre dans une autre épidémie rapportée des camps par les soldats, à la fin de la guerre; et, dans l'un et l'autre cas, il fit usage, avec le plus grand succès, d'un mélange de vin et d'eau légèrement acidulé avec l'esprit de vitriol (acide sulfurique étendu d'eau), de l'infusion de rue et de la décoction d'écorce du Pérou.

Après avoir pourvu à la netteté des premières voies, on doit donner avec profusion les délayans, les antiputrides et les doux laxatifs, afin d'entretenir la liberté du ventre (n°. 5).

Si cependant on s'appercevait que, par l'effet de déjections trop fréquentes, les forces tombassent de jour en jour, et que le pouls s'affaiblît, il faudrait retrancher les sels neutres. Car on doit

____

(1) Tom. 2, pag. 183.

modérer de telle sorte les excrétions alvines, que d'une part les forces n'en soient point altérées, et que de l'autre cependant, l'humeur morbifique ne laisse pas d'être évacuée.

Quelques médecins prescrivent, dans le commencement de toutes les fièvres aigües, la mixture suivante, dite d'Hoffmann :

Prenez Eau commune. . . 4 ou 5 onces.
      Vinaigre distillé. . . demi-once.
      Poudre d'yeux d'écre-
         visses. . . . . 1 gr. ou 1 gr. et demi
      Sirop. . . . . . demi-once.

Mais la dose du vinaigre est trop faible pour que la totalité de la poudre d'yeux d'écrevisses en soit saturée ; une partie seulement forme avec l'acide un sel neutre à base terreuse, et le reste de cette poudre demeurera intact ; d'ou la mixture sera composée, en dernière analyse, d'une partie de poudre d'yeux d'écrevisses saturée de vinaigre, et d'une autre partie non saturée. Or ni l'une ni l'autre ne conviennent dans la fièvre putride. La poudre non saturée, très-putrescible de sa nature, est plus propre à augmenter la putridité qu'à la corriger, suivant l'observation de PRINGLE. Quant à la partie neutralisée, les médecins, qui préconisent cette potion, allèguent qu'elle est diurétique et diaphorétique ; mais , suivant la doctrine de GALLIEN , comme les crises ne s'opèrent point dans les premiers tems de la maladie , c'est contrarier en vain le vœu de la nature que de chercher , dans cette première période , à les exciter. Au reste ceux qui prescrivent si souvent ce remède , ne le font peut-être que pour ne pas avoir l'air de rester dans l'inaction ; d'ou il arrive , au grand préjudice du malade , que , tandis qu'on insiste sur l'usage d'un médicament nuisible , on néglige ceux qui seraient très-efficaces.

Lorsque le ventre est serré et tendu , outre la mixture saline ou la décoction de tamarin , précédemment indiquée , on prescrira le lavement (n°. 31).

Si l'inflammation se joint à la putridité , le caractère de la maladie , suivant le témoignage de SCHROEDER (1) , devient extrêmement dangereux par cette complication. En effet l'inflammation requiert souvent des remèdes que contr'indique la putridité , comme la saignée , les tempérans , etc. La diathèse putride au contraire demande les cardiaques , l'écorce du Pérou , etc. , qui ne con-

____

(1) Opuscul. medic. Tom. 2 , pag. 180.

viennent point à l'état inflammatoire. Cependant on peut donner, dans l'un et l'autre cas, pour boisson, la limonade, l'oxicrat et le petit lait.

Cette dernière boisson est un moyen faible dans une fièvre putride très-grave. Le petit lait a d'ailleurs l'inconvénient de passer difficilement et d'occasionner des rots nidoreux, quelques heures après l'avoir pris, suivant la remarque de Tissot. C'est pourquoi, lorsque la maladie est éminemment putride, l'eau agréablement acidulée avec les acides minéraux, et donnée en abondance, est préférable. Cette boisson est propre à résister puissamment à la putridité ainsi qu'à l'atonie sa compagne dangereuse et presqu'inséparable.

Si l'ictère survient dans la fièvre putride, le petit lait, rendu fortement acide par l'esprit de vitriol (acide sulfurique étendu d'eau), produit les meilleurs effets.

Si malgré l'usage des moyens sur lesquels nous avons insisté jusqu'ici, les évacuans, les délayans et les acides, la maladie continue ses progrès, et si les forces diminuent, il faut recourir au quinquina, cet ennemi si puissant de la putridité. Pringle, à l'aide de cette écorce, a corrigé l'odeur déja fétide d'un lambeau de chair putréfié, et lui a restitué sa fermeté première.

On ne doit point attendre, pour administrer le quinquina, que le malade soit, pendant quelques heures, sans fièvre notable. Car dans cette maladie la chaleur qui paraîtrait devoir le faire rejeter n'appartient point à l'excès du frottément, comme dans les fièvres inflammatoires et intermittentes, ce qui est démontré par l'état du pouls, mais bien à la fermentation putride. On a observé que la chaleur d'un homme mort déja depuis une demi-heure d'une fièvre putride, était encore de 96 degrés, au thermomètre de Farenheit.

Il existe parfois des constitutions épidémiques putrides semblables à celle qui régna en 1772, dont le caractère est tel, qu'aussitôt après les premières évacuations, bien que la langue soit encore sale et les urines colorées, on est obligé de donner sur-le-champ le quinquina au plus grand nombre des malades. Si on en diffère l'usage, la maladie élude ensuite tous les remèdes, et devient promptement mortelle. On reconnaît la nécessité de recourir promptement au quinquina par la faiblesse et la célérité du pouls, par la prostration extrême des forces et par les rémittences ou nulles ou très-courtes.

J'ajoute, dans ces sortes de cas, les sels neutres à l'écorce du Pérou, afin de provoquer, chaque jour

jour, quelques évacuations alvines; et par cette méthode, tandis que le quinquina relève les forces, calme la fièvre et corrige la putridité, les sels entraînent les matières corrompues amassées dans l'estomac ou dans les intestins.

On doit varier la dose de l'écorce du Pérou, en raison de la violence de la maladie, de l'état des forces et de la nature de la constitution épidémique.

Quelquefois il convient d'en donner une demionce, toutes les 24 heures; d'autrefois une once est nécessaire; souvent deux ou trois onces, en totalité, suffisent pour dompter la maladie; enfin il en faut parfois six et jusqu'à douze onces pour compléter la cure.

Si ce médicament occasionne de l'anxiété aux malades, si la fièvre augmente, et si la respiration est gênée, on doit en conclure que les premières voies ne sont pas encore entièrement débarassées; en conséquence, il est indispensable de suspendre l'usage du quinquina, et de revenir aux évacuations.

S'il faut craindre de le donner trop tard, il faut se garder aussi de le prescrire trop tôt. VAN-SWIETEN parle d'une fièvre continue, rémittente, automnale, épidémique, accompagnée d'anxiétés et d'ictéricie, dans laquelle, si on donnait le quinquina, avant d'avoir dégorgé le foie et rétabli ses fonctions, les malades tombaient en langueur, et à cet état de longue durée succédait une dyssenterie très-putride qui en emportait un grand nombre.

Si le ventre n'est pas parfaitement libre, on ajoutera à l'écorce du Pérou un ou deux gros de sel polychreste (tartrite de soude); et qu'on ne craigne pas que l'énergie du quinquina soit affaiblie par cette addition, comme on le remarque dans les intermittentes accompagnées de diarrhée; car, dans la fièvre putride, le quinquina agit plutôt comme anti-septique et comme tonique, qu'en qualité de fébrifuge. Il est nécessaire, dis-je, de lui associer les sels neutres, à moins que le ventre ne soit très-libre; car, quoiqu'on ait eu soin, dès l'invasion de la fièvre, de purger les premières voies, il peut arriver néanmoins que, dans le cours de la maladie, de nouvelles matières putrides se séparent du sang et se portent sur les intestins.

Pendant l'usage du quinquina, il faut insister sur celui des acides minéraux, à fortes doses. J'en ai donné, dans l'espace de 24 heures, une demi-once, six gros, et jusqu'à une once, étendus d'eau commune dans une proportion convenable.

C'est une pratique risible que celle de certains médecins qui mêlent dix ou quinze gouttes d'esprit de vitriol à une livre et quelquefois à deux livres d'eau. Ils ont oublié ce principe d'HOFFMANN: qu'il faut proportionner la force des remèdes à l'intensité des causes morbifiques.

Comme les acides minéraux sont tantôt plus tantôt moins concentrés dans les différentes pharmacies, il est impossible d'en assigner la dose d'une manière précise. Mais on remédie à cette difficulté en prescrivant, suivant les circonstances, une mixture agréablement acidulée, ou fortement chargée d'acide (n°s. 32 , 33).

Quelques praticiens, afin de pouvoir faire passer sans inconvénient de plus grandes doses d'acides minéraux, les étendent dans une forte dissolution de gomme adragant. Mais est-il rationel d'émousser les forces d'un médicament afin d'en donner davantage. Les poisons énervés par les adoucissans et les parégoriques perdent de leur vertu délétère; de même les acides minéraux ainsi invisqués n'auront-ils pas une moindre efficacité.

On doit donc attendre plus de bénéfice d'une dose plus faible d'esprit de vitriol étendu dans l'eau commune et édulcoré avec le sucre ou quelque sirop, que d'une dose plus forte enveloppée par le mucilage de gomme adragant.

Si, dès le début de la maladie et avant les évacuations préliminaires, on prescrit les acides minéraux, souvent ils augmentent les anxiétés et la cardialgie.

Si le malade est très-faible, si le pouls est débile et mou, on ajoutera à la préparation de quinquina deux ou trois onces de vin du Rhin ou d'Autriche.

Lorsqu'il survient des sueurs immodérées et que le pouls devient faible et mou, on donnera avec succès un mélange de deux parties d'huile de vitriol (acide sulfurique) et d'une partie d'esprit de vin (alcohol) étendu dans beaucoup d'eau.

Si le délire survient, si la figure du malade est très-enluminée et son regard furieux, on appliquera à la plante des pieds un synapisme, bien préférable en ce cas aux vésicatoires.

Valcarenghi pense que les vésicatoires augmentent la putridité (1). Van-Swieten remarque

____

(1) En augmentant le stimulus, et par conséquent le mouvement et le frottement, les cantharides doivent nécessairement accélérer la dissolution des humeurs. (*Note du traducteur.*)

que ce moyen est dangereux quand les humeurs sont décomposées, acres, putrescentes et dans un mouvement désordonné.

Mais, si le malade est dans un état de somnolence, si le pouls est faible, petit, intermittent, inégal, s'il se manifeste des tremblemens, un délire obscur, si la vue s'obscurcit, c'est aux vésicatoires qu'il faut recourir; car alors le mal a plutôt son siège dans les nerfs et dans le fluide nerveux, que dans la masse du sang. (1)

Quand les vésicatoires sont indiqués, il est plus sage d'en appliquer plusieurs successivement que d'entretenir long-tems les mêmes ou de les trop charger de cantharides; car il résulte souvent de cette dernière méthode des douleurs, des stranguries et des plaïes de la plus mauvaise nature.

On remédie, par d'abondantes émulsions (2), à la strangurie causée par les cantharides.

______

(1) Ou plutôt, pour parler le langage de BROWN, il n'y a point en ce cas assez d'excitement, tandis que dans celui qui fait l'objet de la note précédente, il y avait excès de stimulus. (*Note du traducteur.*)

(2) On sait que le camphre est regardé comme spécifique en ce cas, et il sera très-avantageux de l'ajouter aux émulsions. (*Note du traducteur.*)

La fétidité de l'humeur que rend un vésicatoire est de mauvais augure. Dans la constitution épidémique de l'année 1758, les plaies des cantharides devenaient souvent gangréneuses. On combattait efficacement les maladies de cette constitution par de fortes doses de quinquina pris en substance, et par des fomentations faites avec cette même écorce et d'autres plantes anti-septiques (n°. 34); quelquefois la poudre de quinquina mêlée à un digestif produisit les meilleurs effets.

Cette poudre jointe à l'alun et appliquée extérieurement est un puissant anti-septique.

Quand, dans la fièvre putride, les malades rendent des vers soit par le vomissement, soit par les selles, je prescris avec succès un gros de quinquina avec un demi-gros ou deux scrupules de poudre de racine de valériane.

S'il survient des tremblemens, des soubresauts, des tendons et des convulsions, il faut joindre à l'usage des acides minéraux et de l'écorce du Pérou celui des vins d'Autriche et des autres remèdes pénétrans et stimulans.

L'expérience acquise dans le traitement de tant de milliers de maladies aigües m'a appris que le camphre et la serpentaire réussissaient plus sûrement lorsque le pouls était petit et faible, mais égal et mou ; et que, lorsqu'il était mou, mais tremblant, inégal, intermittent, l'esprit de corne de cerf (ammoniaque de corne de cerf) et l'essence de castoreum étaient plus spécifiques.

Lorsque le pouls commence à prendre de la dureté, le musc suffit pour la corriger, car bien loin que cette substance augmente ou entretienne le stimulus, elle est au contraire très-amie des nerfs.

VAN-SWIETEN (1) enseigne qu'on peut aujourd'hui avec plus de confiance mettre en usage les alkalis, depuis que PRINGLE a prouvé par des expériences réitérées que ces sels ne favorisent point la putridité, comme on le croyait avant lui.

FORESTUS (2) vante les effets du castoreum contre les tremblemens, dans les maladies aigües, et il le recommande avec raison dans tous les cas où il s'agit de calmer le mouvement désordonné des esprits animaux.

Cependant s'il arrive que le pouls devienne dur par suite de l'usage de ce médicament (n°. 20), ce que j'ai bien rarement observé, on lui substituera le musc.

______

(1) Tom. 4, pag. 223.

(2) Lib. X, observation 99.

Quelques malades ne supportent pas le camphre, et, dans une fièvre putride dont je fus atteint il y a quelques années et dont le traitement fut dirigé par le célèbre baron de STORK, la plus légère dose de cette gomme résine me donnait des convulsions.

Qu'il me soit permis de donner ici à ce médecin illustre un témoignage public de ma gratitude. Je fus attaqué, en 1772, de la maladie dont je viens de parler ; elle fut si grave que toute la ville (par une faveur toute gratuite, et qui excitera, jusqu'au tombeau, ma reconnaissance profonde) donnait des regrets à ma mort. Je dus mon salut aux soins éclairés de cet homme si justement célèbre, lequel m'arracha au danger extrême qui me menaçait, au moyen du quinquina, des vésicatoires et de la serpentaire de Virginie.

HOFFMANN est d'avis que le camphre, à la dose d'un demi-gros ou d'un scrupule, bien loin d'augmenter la chaleur et d'accroître les forces du pouls, produit au contraire un raffraîchissement sensible, sur-tout à la région précordiale, et il ajoute qu'une once d'eau-de-vie, ou même une seule gorgée d'un vin très-spiritueux échaufferait davantage que ne font deux gros de camphre.

Plusieurs médecins, appuyés de cette autorité, en donnent jusqu'à trois gros par jour, et se louent du succès de cette méthode.

Je ne prétends point infirmer les observations d'HOFFMANN et d'autres praticiens recommandables, ni suspecter leur véracité, mais je dois avouer qu'il ne m'est jamais arrivé de donner plus de dix, quinze, ou au plus vingt grains de camphre dans l'espace de vingt-quatre heures.

J'ai vu chez plusieurs malades, auxquels on avait donné de plus fortes doses de ce médicament, lepouls s'accélérer, la figure s'enluminer à l'excès et les yeux s'enflammer et devenir furieux, et à ces symptômes funestes se joindre consécutivement les convulsions et une phrénésie mortelle.

Je pense donc, avec le célèbre professeur CRANZ (1), que le camphre est échauffant et stimulant, et qu'on ne doit le donner qu'à la dose de deux ou trois grains seulement, et dans le cas où la matière morbifique est disposée à s'échapper par la transpiration insensible ; mais qu'il faut s'en abstenir absolument toutes les fois qu'il

____

(1) Materia medica et chirurgica. Tom. 1, pag. 191.

existe de l'inflammation (1). VOGEL (2) manifeste la même opinion quand il dit : « Je n'ai jamais vu personne prendre du camphre dans le dessein de se rafraîchir , et si quelqu'un veut essayer de garder dans sa bouche , pendant deux minutes , un demi-gros d'eau-de-vie camphrée , le sentiment qu'il accusera ensuite , ne sera pas seulement celui de la chaleur , mais bien d'une ardeur dévorante et d'une haleine enflammée. » TRALLES (3) , qui d'abord avait cru à la propriété rafraîchissante du camphre , éprouva par la suite , sur lui-même , un effet tout opposé. GEOFFROI (4)

---

(1) Le camphre n'est pas seulement diapnoïque et sudorifique , il est encore un excellent résolutif et discussif, un bon anti-septique et un anti-spasmodique recommandable , toutes les fois que le spasme tient à la faiblesse et au défaut d'énergie du principe vital. QUARIN l'exclut absolument dans le cas d'inflammation ; cependant il est incontestable , et tous les praticiens conviennent, qu'il a d'excellens effets dans la strangurie occasionnée par l'âcreté des cantharides , comme nous l'avons noté en parlant de cet accident, lequel est sans contredit inflammatoire. (*Note du traducteur.*)

(2) Historia materiæ medicæ, pag. 314.

(3) Histor. choler. pag. 75.

(4) Traité de la matière médicale , tom. 4 , pag. 30.

assure que l'abus de cette gomme résine rend la tête pésante , produit l'insomnie et dispose à l'inflammation.

Et que peut-on conclure , contre cette opinion, de la pratique de MUZELIUS qui donnait une demi-once de camphre , par jour , à des maniaques et des mélancoliques , sans qu'il en résultât aucun changement dans le pouls ni dans la maladie (1) ? Ne sait-on pas que, chez ces malades , les drastiques les plus violens , les spiritueux , l'opium pris à des doses énormes , restent sans effet? En inférera-t-on que les drastiques ne purgent pas , que les spiritueux n'échauffent et n'énivrent point , et que l'opium n'est pas narcotique? Au reste, parmi les médecins qui autrefois administraient le camphre avec aussi peu de ménagement, il en est qui le prescrivent à peine aujourd'hui , ou qui n'en font plus usage qu'avec beaucoup de circonspection.

____

(1) COLLIN a porté la dose du camphre jusqu'à quatre onces par jour dans des cas de gangrêne dont la marche était très - rapide. Cette dose est exorbitante , et on conçoit difficilement comment l'estomac de ces malades n'en a point été révolté. (*Note du traducteur.*)

Quelquefois , dans le cours de la maladie , une matière putride et très-acre se sépare des humeurs , se porte sur les premières voies et les enflamme ; alors , comme je l'ai dit plus haut , le pouls précédemment assez mou , devient dur et petit , la respiration est difficile et les joues plus rouges qu'auparavant ; le délire s'accroît , et le malade meurt au milieu des plus cruelles anxiétés.

Dans cette espèce très - dangereuse , le quinquina , loin d'apporter aucun soulagement , paraît au contraire aggraver les symptômes , et on ne doit , en pareil cas , attendre de salut que de l'usage du petit lait aiguisé avec l'esprit de vitriol (acide sulfurique étendu d'eau) , et de celui du musc prudemment administré.

Si la maladie tire son origine d'un foyer putride porté rapidement dans la masse des humeurs , comme dans le cas de contagion , elle est très-grave et devient promptement maligne. Elle débute par une prostration totale et une disposition comateuse : le pouls est petit , vîte , bientôt inégal , ondulant , intermittent , la vue se trouble , arrivent les tremblemens , les convulsions , etc.

Ici la saignée serait mortelle.

Si on a lieu de croire que la matiére putride se soit amassée en partie dans l'estomac , en même

tems qu'elle a infecté la masse des humeurs,
il faut se hâter de prescrire un vomitif. Car le
principe putride, porté dans le ventricule avec
les alimens et la salive, pénètrerait bientôt dans
toutes les parties du corps et augmenterait l'infection générale.

L'émétique n'est point indiqué dans toutes les
fièvres putrides nées de contagion, comme le prétendent quelques médecins; car l'infection peut
se répandre non-seulement par l'estomac, mais
encore par l'inspiration et par l'absorption; car
on sait que nous recevons, par cette dernière
voie, plus d'une livre pésant dans l'espace de
vingt-quatre heures.

Ce serait une pratique non moins fautive de
donner en pareil cas, et sans une urgente nécessité, des purgatifs. Car au degré de faiblesse et
d'abattement où se trouve le malade, ils feraient
naître le plus souvent des diarrhées colliquati-
ves, des convulsions, etc.

C'est encore le cas de mettre en usage les acides
minéraux à grandes doses, auxquels on joindra
promptement, pour relever les forces, le quinquina et les vins du Rhin ou d'Autriche. L'assoupissement et le délire indiquent la nécessité d'appliquer des vésicatoires vers les parties inférieures,

afin de dériver la matière morbifique qui se porte à la tête.

On opposera aux convulsions, aux soubre-sauts, aux tremblemens, le camphre, l'esprit de corne de cerf (ammoniaque de corne de cerf), le musc (n°s. 17, 18, 19, 20), suivant les diffé-rens états du pouls.

La fièvre putride se termine par différentes voies. Si elle n'est pas très-grave, le vomissement opéré par l'art, ou plus rarement par la nature, suffit quelquefois pour emporter la maladie.

Une hémorragie seule opèrera bien rarement une crise complète dans la fièvre putride. Néan-moins elle peut être avantageuse, si elle a lieu promptement, et sur-tout si la maladie est com-pliquée d'inflammation.

Mais si au contraire le mal a déjà fait des pro-grès lorsque l'hémorragie survient, et si un sang clair et se coagulant à peine, s'ouvre impétueuse-ment une issue, il annonce la dissolution des humeurs et la mort. On doit, en ce cas, augmen-ter la dose des acides minéraux et du quinquina, et s'abstenir de tout remède stimulant.

Les remèdes externes, indiqués au chapitre de la fièvre ardente, page 47, contre l'hémorragie des narines, pourront encore trouver ici leur application.

Les sueurs, pour être critiques, doivent être générales ; car, celles qui ne se manifestent qu'à quelques parties du corps, à la tête, au cou ou à la figure, sont un signe mortel si la fièvre putride est très-grave ; et, si elle est modérée, ces sueurs partielles annoncent que la maladie sera de longue durée.

Les sueurs sont bien rarement salutaires au commencement de la maladie, si ce n'est dans certaines constitutions épidémiques dans lesquelles la matière morbifique est d'une ténuité telle qu'elle peut facilement s'échapper par la transpiration.

Souvent, dans le début des fièvres putrides, les sueurs abondantes ont pour cause la saleté des premières voies et elles cèdent à l'instant au vomitif ou aux purgatifs.

Il faut donc éviter, à cette époque de la maladie, de solliciter les sueurs par un régime trop échauffant ou par les stimulans.

Dès que les sueurs critiques s'annoncent, il faut couvrir modérément le malade, lui faire boire sans cesse des délayans acidules, et le garantir du froid, des courans d'air et des vents coulis.

Les sueurs critiques sont rarement immodérées,

à moins que, sous prétexte de les soutenir, on les excite trop puissamment. Si ce cas se présentait, et si le malade se trouvait très - affaibli par cette déperdition excessive, on les réprimerait efficacement en essuyant souvent le corps du malade, en introduisant peu-à-peu et avec prudence de l'air frais dans sa chambre, et enfin par l'usage du quinquina et des acides minéraux.

La diarrhée qui survient dans la fièvre putride, est le plus souvent critique; HIPPOCRATE la regarde comme dangereuse lorsqu'elle est colliquative et très-fétide ; j'observe cependant que, dans cette maladie, les déjections alvines sont rarement de bonne nature et dans un état de coction, et l'expérience nous apprend que, dans la force même de la maladie, il survient quelquefois des diarrhées qui, bien qu'éminemment putrides et d'une puanteur extrême, ne laissent pas d'être vraîment critiques.

On reconnaît que la diarrhée est critique par l'effet salutaire qu'elle produit; car si les évacuations sont telles qu'elles doivent être, les malades s'en trouvent mieux, et les supportent facilement. On s'abstiendra de l'usage des sels neutres en ce cas, et on insistera, suivant la nature des symptômes, sur les autres remèdes, ci-dessus indiqués.

Si

Si, par suite d'une diarrhée trop abondante, le pouls devient petit, faible, inégal, et si les forcee générales diminuent, le danger est grand et le traitement très-embarrassant ; car les remèdes propres à dompter la diarrhée sont de nature à augmenter la fièvre, et cependant le malade périra si on ne parvient promptement à resserrer le ventre.

Ces diarrhées doivent le plus souvent leur origine à l'omission du vomitif dans le principe de la maladie.

Les remèdes qu'il convient de lui opposer, sont ceux propres en même tems à combattre la putridité et à remédier au relâchement, comme le bol d'Arménie (n°. 24), auquel on doit recourir en premier lieu.

On prescrira pour boisson, l'infusion de fleurs de sureau et de coquelicot, acidulée avec l'esprit de souffre (acide sulfurique), ou la décoction de salep ou d'orchis avec l'esprit de vitriol (acide sulfurique étendu d'eau).

Si le pouls est mou, la poudre de quinquina est préférable à l'extrait, elle a le double avantage de corriger la putridité et, en même tems, de corroborer la fibre, et satisfait ainsi aux deux indications opposées dont il vient d'être question.

Tome I.

J'ai coutume de donner l'écorce du Pérou, en poudre très-fine, parce qu'en cet état elle est moins nauséabonde, et qu'elle fatigue moins l'estomac. Mais, suivant l'avis de BERGIUS (1), on doit rejeter cette poussière subtile qui tombe au fond du mortier, aux premiers coups de pilon, et lorsque le quinquina n'est encore que concassé, car elle n'est que le produit de l'épiderme de l'écorce et de la mousse qui s'y trouve attachée.

Si on y est contraint par l'opiniatreté de la diarrhée, il faudra en venir à l'usage des astringens, tels que l'écorce de simarouba, le suc de cachou, à la dose de deux scrupules ou d'un gros ; ce dernier médicament est tout à la fois astringent et anti-putride.

Enfin, si tous ces moyens sont infructueux, le laudanum liquide, administré avec prudence, offrira une dernière ressource.

Après avoir calmé la diarrhée, si l'abdomen se tuméfie, et si la respiration devient pénible, on abandonnera les astringens, on reviendra à l'écorce du Pérou ainsi qu'aux acides minéraux, et on prescrira les lavemens émolliens (n°. 28). Si l'en-

____

(1) Materia medica, tom. 1, pag. 106.

flure du ventre résiste à ces premiers moyens, on y ajoutera la rhubarbe.

Que le ventre se tuméfie, quoiqu'il soit libre, c'est un signe très - fâcheux. Ce symptôme annonce la faiblesse des entrailles et un degré éminent de putridité. Dans cet état de choses, s'il survient des pétéchies, elles sont encore d'un plus mauvais augure, et BOERRHAVE observe que lorsque la peau est couverte de taches pourprées et livides, et que les hypocondres sont tendus et enflés, la maladie est presque toujours mortelle.

J'ai remédié quelquefois à ce symptôme funeste, en fomentant l'abdomen avec une décoction vineuse de menthe et de romarin. Mais, dans l'administration de ce moyen, il faut veiller à ce que les linges imbibés de cette décoction soient exprimés de manière à ne pas inonder et par suite réfroidir les parties voisines. Il est également essentiel de ne pas les appliquer trop chauds et de ne pas les laisser séjourner trop froids. Je donnais, en même tems, des lavemens de quinquina et de camomille (n°.36), et par haut, un mélange de décoction d'écorce du Pérou et de liqueur minérale anodyne, à la dose de deux scrupules ou d'un gros.

Lorsque la faiblesse était extrême, j'accordais un peu de vin rouge mêlé d'eau.

Quelquefois les malades ont de la difficulté à uriner, lorsqu'ils sont couchés horizontalement, et un auteur anonyme rapporte avoir vu à Milan un malade atteint d'une fièvre d'hôpital, chez qui le cours des urines était interrompu, et qui ayant été placé verticalement par le chirurgien qui se disposait à lui introduire le cathéter, urina avec abondance à l'instant (1). Dans cette même epidémie, les urines s'échappaient parfois involontairement et en plus ou moins grande quantité, suivant que les boissons étaient plus ou moins abondantes et le ventre plus ou moins tendu (2).

Il fallait, en ce cas, reconnaître attentivement avec la main l'état de la région hypogastrique ; si la tumeur offrait au toucher la forme de la vessie, et si la pression donnait issue à quelques gouttes d'urine, alors, à l'aide d'une algalie introduite dans le canal de l'urèthre, on en obtenait une abondance prodigieuse, quoique les malades en eussent de tems en tems rendu involontairement avant l'opération.

Dans la fièvre putride, il se manifeste assez

____

(1) De febre nosocomicâ mediolanensi, pag. 41.
(2) Ibid., pag. 5.

souvent des parotides ou divers autres abcès qui deviennent bientôt gangrèneux, si on n'obvie à cet accident par l'usage interne et externe du quinquina.

A la suite de cette fièvre, les malades sont quelquefois fatigués par des sueurs qui les affaiblissent, et c'est encore par l'écorce du Pérou qu'on remédiera à ce symptôme consécutif de la maladie.

WERLHOFF a observé que le quinquina était le moyen le plus propre à extirper les restes des maladies aigües, et à rétablir la transpiration insensible; il redonne à la nature toute son énergie, prévient les langueurs, la consomption et les rechutes.

Les convalescens sont sujets à l'œdème des extrémités inférieures; si on n'apperçoit aucun signe d'obstructions dans les viscères abdominaux, on se contentera de faire de légères frictions sur les parties tuméfiées avec des flanelles imprégnées de vapeurs de succin ou de benjoin, le malade aura soin de tenir les pieds élévés, et à mesure que la tuméfaction diminuera, on serrera graduellement d'avantage les extrémités inférieures avec des bandes imbibées d'esprit de menthe et de vinaigre de rue.

Lorsque l'œdème a pour cause le défaut de ressort, on emploiera avec avantage l'écorce du Pérou et les préparations martiales (n°s. 37 , 38).

Les purgatifs seraient très-nuisibles en ce cas, et ne pourraient qu'augmenter l'atonie et le relâchement (1).

---

(1) On ne saurait trop s'élever contre cette pratique beaucoup trop générale , de purger indistinctement presque tous les convalescens , pratique usitée , sur-tout lorsque l'œdème des extrémités inférieures survient, car, dans tous les cas, on ne manque pas de regarder ce symptôme comme une indication de plus. C'est une erreur bien funeste et dont la conséquence la moins fâcheuse est de prolonger les convalescences. En effet, ou la maladie a été jugée , ou la crise a été incomplète. Dans le premier cas, fortifier est l'unique but auquel doive tendre le médecin , et les purgatifs auront un effet tout opposé. Dans le second cas, on doit s'attacher à reconnaître vers quelle voie la nature a dirigé l'effort critique, et seconder ses desseins impuissans. Ainsi, au tems de la crise, si la matière morbifique a paru se porter sur les intestins , si le malade a éprouvé, de tems à autre, quelques mouvemens de colique, une diarrhée légère et de courte durée , insuffisante pour juger la maladie , et si aucune autre évacuation n'a eu lieu , sans doute les purgatifs auront, en ce cas tout le succès desiré , et en complettant la crise , ils termineront promptement la convalescence ; mais si la nature a marqué l'intention d'expulser son ennemi par les sueurs ou par les urines , les dras-

Mais si quelques viscères étaient obstrués, outre les frictions, on prescrirait l'infusion aqueuse ou vineuse d'absinthe, de petite centaurée, etc. (n°. 39).

Si l'appétit languit, on le relèvera par le quinquina et les amers ; si le ventre est serré, on travaillera à le relâcher à l'aide des sels neutres, et le malade évitera avec soin les boissons spiritueuses.

On ne peut assez recommander, dans la fièvre putride, la pureté de l'air et son renouvellement fréquent ; si on néglige ce soin important, le malade inspire sans cesse ses propres émanations putrides ; l'air s'échauffe, se charge de miasmes, et perd ainsi son élasticité. De là l'insomnie, le dépérissement des forces, les sueurs abondantes et le plus souvent nuisibles. PRINGLE a reconnu, par une expérience constante,

---

tiques ne pourraient que contrarier son desir, et les sudorifiques ou les diurétiques seuls doivent être mis en usage, etc.

C'est par ces mêmes raisons que, dans les maladies chroniques, auxquelles on peut assimiler, sous certains rapports, les convalescences, les purgatifs sont souvent nuisibles et beaucoup trop employés. (*Note du traducteur.*)

que la putridité faisait des progrès bien plus rapides dans un lieu clos qu'en plein air.

On corrige la putridité de l'air par la vapeur du vinaigre. Les vases de garde-robe doivent être vidés à l'instant, et soigneusement néttoyés.

Au reste l'expérience a appris que la vapeur du vinaigre ainsi que celle de la poudre à canon sont incapables de remédier aux mauvaises qualités de l'air, si on n'y joint la précaution de renouveler souvent l'atmosphère des malades, et de ne pas en réunir un grand nombre dans le même local. On voit, d'après ce principe, combien est difficile le traitement des fièvres putrides dans les hôpitaux qui sont le plus souvent placés au milieu d'autres édifices, quelquefois même plus élevés. D'où il résulte que l'air qu'on y tire du dehors n'est point un air neuf, et qu'étant déja chargé de particules hétérogènes avant d'y pénétrer, il est bien plus difficile de le purifier, lorsqu'il y a séjourné quelque tems. Souvent il arrive aussi qu'on place un malade dans un lit où un autre vient d'expirer au milieu de tous les accidens d'une fièvre putride la plus compliquée, et quoiqu'on garnisse le lit de linge propre, il est impossible que les couvertures etc. ne soient encore impregnées d'émanations très-nuisibles à ce nouveau malade.

Le linge de corps et de lit doit être changé, dès qu'il est sale, de crainte que les excrétions putrides, dont il est souillé, ne soient en partie repompées par les vaisseaux absorbans et reportées dans la masse des humeurs. Mais, en donnant ces soins aux malades, on doit prendre beaucoup de précautions pour éviter qu'ils éprouvent du froid, sur-tout au moment des sueurs ou de l'éruption des exanthêmes.

A cet effet, si les sueurs sont continuelles, on enveloppera immédiatement le corps du malade de linges secs et un peu chauds, et on se hâtera, après avoir pris cette première précaution, de le dépouiller de sa chemise et de lui en passer une autre qu'aura portée un homme en santé (1) et qu'on aura légérement échauffée à la chaleur du lit (2).

---

(1) Je ne vois pas quelle utilité peut résulter de cette vieille méthode ; je ne conçois même pas comment il serait moins avantageux de donner à un malade une chemise absolument propre, que de lui en mettre une qu'un autre aurait portée. (*Note du traducteur.*)

(2) Pourquoi à la chaleur du lit préférablement à celle du foyer? C'est encore, ainsi que dans le cas précédent, du

On se conformera, pour ce qui concerne la diète dans la fièvre putride, aux règles établies dans les chapitres précédens.

Cette maladie a quelquefois pour cause éloignée la misère et le défaut de nourritures ; il convient en ce cas de donner abondamment, pendant tout le cours de la fièvre putride, des bouillons de viande légers, afin de sustenter le corps et d'entretenir les forces. Car les maladies qui proviennent d'inanition, doivent être traitées par les restaurans : on ajoutera à ces bouillons le suc de citron.

Si les malades appètent les boissons froides et répugnent à toutes autres, il n'y a nul inconvénient à céder à leur desir, car, dans cette maladie où le sang tend éminemment à la dissolution, on n'a point à craindre qu'il soit coagulé par le froid. Mais alors on ne doit pas, suivant

---

linge plus ou moins souillé à l'avance, que l'on destine, avec une recherche mal entendue, à des malades pour qui la propreté est un des remèdes généraux les plus essentiels ; et on ne saurait douter que ces deux précautions, que recommande ici QUARIN, ne soient tout au moins superflues. (*Note du traducteur.*)

l'avis de VAN-SWIETEN, leur permettre de boire souvent et beaucoup à-la-fois.

Les précautions à prendre pour ceux qui assistent les malades dans la fièvre putride, consistent dans l'usage des acides et des alimens fortement assaisonnés de sel (1) et de vinaigre, ils doivent de tems en tems prendre de la nourriture et n'avoir jamais l'estomac vide, car la vacuité de ce viscère, fait que nous inspirons un plus grand volume d'air, suivant la remarque d'HOFFMANN (2). Ce

------

(1) PRINGLE, dans les diverses expériences qu'il a faites sur les substances septiques et anti-septiques, a reconnu que le sel marin (muriate de soude) qui, à forte dose retarde, comme on sait, la putréfaction, l'accélère au contraire à petite dose.

(2) Non-seulement un homme à jeun inspire un plus grand volume d'air (car l'estomac étant vide, la poitrine se dilate davantage et avec plus de facilité), mais encore dans cet état il absorbe plus par les pores et il rend moins ; en effet, suivant l'observati on de SANCTORIUS, la transpiration insensible est bien moins abondante avant d'avoir mangé qu'après. DEHAEN rapporte que les ouvriers employés à l'exploitation de certaines mines, se préservent de la colique métallique en prenant, le matin, des alimens de dure digestion. LANCISI conseillait ces mêmes alimens à ceux qui étaient exposés à

célèbre médecin observe encore qu'on se préserve des maladies populaires, dans les constitutions chaudes et humides, par des alimens légers et par l'usage du bon vin. Cette liqueur en effet remonte les ressorts de la vie, éloigne les chagrins et chasse la crainte dont le sentiment s'accroît inévitablement dans les épidémies. Ce n'est pas que la fièvre produite par les affections tristes de l'ame, sans intervention d'aucun autre agent, soit très-grave de sa nature, mais les passions répressives disposent le corps de telle sorte que, sous leur influence, il est moins capable de résister à l'empire des autres causes morbifiques (1).

---

l'action des effluves des marais. BAUMES donne le même avis dans son excellent ouvrage intitulé : *Mémoire sur les effets des émanations marécageuses sur l'économie vivante.* SYLVIUS DELBOE regarde les alimens qui, pour être digérés, exigent un travail considérable de l'estomac, comme un excellent préservatif contre les miasmes putrides et les contagions. RIVIERE et plusieurs autres médecins parlent dans le même sens. (*Note du traducteur.*)

(1) SWIETEN, tom. 2, pag. 127.

CHAPITRE V.

DE LA FIÈVRE MALIGNE.

LA fièvre maligne s'annonce par la prostration subite et totale des forces, par l'état du pouls tantôt plus vîte, tantôt plus lent que dans l'état naturel, mais constamment débile ; par les défaillances fréquentes, les tremblemens, les soubresauts des tendons, le coma ; les urines sont communément pâles, quelquefois elles déposent, et d'autrefois elles sont sans sédiment, souvent on remarque une matière légère et furfuracée inégalement suspendue dans le vase qui les contient ; la langue est couverte d'un mucus blanchâtre, et assez fréquemment les malades vomissent une pituite insipide ; la chaleur dépasse à peine de trois ou quatre degrés la température de la santé.

Les causes de cette maladie sont : les fruits cruds et fades, le pain fait avec des farines altérées, un air nébuleux et un peu froid, la contagion. La fièvre maligne se plait dans les camps, lorsque les soldats au bivouac sont exposés aux vapeurs que la terre exhale et forcés de recevoir les pluies, sans pouvoir changer de vêtemens, ou lorsqu'ils sont abattus par la crainte de cette maladie, quand elle est épidémique, et par la terreur de la mort.

On distingue trois sortes de fièvres malignes; l'une compliquée d'inflammation, l'autre de putridité, et la troisième ayant son siége peut-être dans le serum, peut-être dans les nerfs.

La première espèce paraît à peine possible; car, suivant la remarque d'Huxam, la fièvre inflammatoire est causée par l'excès du mouvement oscillatoire des vaisseaux, et par la trop grande densité du sang, tandis que la fièvre maligne naît du relâchement des solides et de l'appauvrissement des liqueurs.

Mais, ajoute ce célèbre médecin, on rencontre cependant des fièvres, sur-tout parmi celles d'origine contagieuse, qui participent à l'un et à l'autre caractère; telle fut certainement celle qui régna en l'année 1770.

Cette maladie se manifestait d'abord par la chaleur, par une petite toux, par la rougeur des joues, la difficulté de respirer, la disposition comateuse et la prostration des forces. Le pouls, sans être très-plein, était accéléré et plus dur que dans l'état de santé, et les urines presque naturelles. Plusieurs en étaient ordinairement attaqués dans la même maison, sur-tout dans la classe indigente. Cette fièvre avait été précédée de perpétuelles vicissitudes dans l'atmosphère et d'une grande humidité occasionnée par l'abondance des pluies et des neiges qui étaient tombées incessamment pendant plusieurs mois.

Il fallait tirer peu de sang à-la-fois dans cette épidémie, sauf à réitérer; car les petites saignées répétées sont plus salutaires en ce cas que celles par lesquelles on tire beaucoup de sang tout-à-coup.

Le sang se couvrait d'une couenne légère, et si on omettait d'en verser, le pouls devenait petit, subrénitent, et offrait au toucher la sensation d'un fil de laiton qu'on aurait passé dans l'artère. Ces symptômes étaient bientôt suivis de soubresauts, de convulsions, d'un délire féroce, d'anxiétés, de la respiration stertoreuse et de la mort.

Après avoir tiré du sang en suffisante quantité, je prescrivais l'infusion suivante :

Prenez fleurs de bouillon blanc. . . . .

        de sureau . . . . . 1 once.

Faites infuser pendant un demi-quart d'heure

dans une livre d'eau bouillante, et ajoutez à la colature

        Sirop des cinq racines

        apéritives. . . . . . 1 once et demie.
à prendre à la dose de deux onces toutes les demi-heures.

La boisson ordinaire était la décoction d'orge avec l'oximel.

Le plus souvent, vers le quatrième ou le cinquième jour de cette fièvre, les malades expectoraient avec peine quelques matières peu abondantes, et alors j'ajoutais à l'infusion une once d'oximel scillitique.

Quelquefois, dès le second ou le troisième jour, il survenait des tremblemens considérables, des soubresauts, un assoupissement profond, et le pouls était accéléré et ondulant. Dans ce danger pressant, j'appliquais sans délai quatre et même cinq vésicatoires.

Je faisais aussi usage du camphre, mais à dose modérée. Si je tentais d'en donner d'avantage, il augmentait les sueurs, la chaleur et la sécheresse de la langue, sans apporter d'ailleurs aucun allègement au malade.

Rarement le camphre suffisait seul, et je le joignais à la mixture (n° 20), dont on prenait

                       une

une cuillerée toutes les trois ou quatre heures, jusqu'à ce que le pouls fût plus égal et plus fort, l'esprit plus serein et les autres symptômes améliorés.

Alors les urines se coloraient et déposaient un sédiment léger et muqueux.

La maladie était jugée par des sueurs copieuses et égales qu'accompagnait une excrétion plus abondante d'urines.

Lorsque, dès l'invasion de la maladie, on avait mis les malades à un régime trop échauffant, ou quand plusieurs personnes, même bien portantes, habitaient la même chambre que le malade, ou enfin, si, dès le principe du mal, quelques matières putrescentes s'étaient amassées dans l'estomac, la fièvre prenait un caractère putride, et les pétéchies qui se manifestaient n'étaient d'aucun soulagement pour le malade. Il fallait, en conséquence, avoir recours au quinquina, aux acides minéraux et aux autres moyens curatifs indiqués au chapitre de la fièvre putride.

Du reste, les acides et les rafraîchissans ne conviennent point dans la fièvre maligne simple. FREIND (1) fait remarquer, à ce sujet, la manie

____

(1) Comment. de febr. 3.

de certains médecins dont tout le traitement consiste dans l'usage des acides, et qui n'attendent
de salut que du vinaigre et du suc de pommes
sauvages; comme si, parce qu'il est contraire aux
lois de la saine médecine d'incendier les malades,
il fallait les rafraîchir jusqu'à extinction totale et
de chaleur et de vie.

Dans l'épidémie dont il s'agit, quelques-uns
étaient promptement guéris, d'autres ne recou-
vraient complètement la santé qu'après un tems
très-long; mais au total, il ne périt qu'un très-
petit nombre de ceux qui furent traités suivant la
méthode que je viens de rapporter.

Lorsque la fièvre maligne participe en même
tems au caractère putride, les malades éprouvent
des nausées et de l'anxiété à la région précordiale,
l'abdomen est tendu, les urines sont plus colorées,
et les sueurs répandent une odeur très-fétide.

On doit combattre cette complication par les
cardiaques et les anti-putrides, suivant les règles
établies au chapitre précédent.

Dans la troisième espèce de fièvre maligne,
d'origine contagieuse, le miasme mêlé à la salive,
et introduit avec elle dans le ventricule, détruit
l'appétit, et excite les nausées et les efforts du
vomissement; il faut se hâter d'administrer un

vomitif pour chasser l'ennemi dont la présence enflammerait bientôt l'estomac, et pour l'empêcher de pénétrer dans la masse des humeurs.

Quelquefois les vomissemens ont lieu spontanément quoiqu'il n'y ait aucun symptôme d'inflammation ni de saburre dans l'estomac. En pareil cas, l'infusion de menthe est utile, et si elle ne suffit point, on appliquera à la région du ventricule un emplâtre de laudanum avec le camphre. Si ce second moyen est lui-même infructueux, on prescrira un gros de diascordium, toutes les trois ou quatre heures, jusqu'à ce que le vomissement soit calmé.

La saignée dans la fièvre maligne simple a les conséquences les plus funestes. On doit aussi proscrire l'usage des lavemens dans cette maladie.

Les épispastiques sont très-salutaires, et il est rare que deux vésicatoires soient suffisans. Lorsque les malades sont dans un état profondément comateux, on doit en appliquer un à la nuque.

Il ne serait pas prudent de commettre le salut du malade aux seuls délayans aqueux, et il est nécessaire d'employer les stimulans et les autres remèdes propres à diviser le fluide épaissi qui paraît obstruer le systême nerveux. En conséquence, une abondante infusion de menthe, de fleurs de sureau, édulcorée avec le sirop des deux racines, sera très-avantageux.

S'il y a tremblemens, soubresauts, couvulsions, le camphre, l'esprit de corne de cerf (ammoniaque de corne de cerf), le musc et la serpentaire produiront les meilleurs effets.

L'écorce du Pérou n'est pas d'un grand secours dans la fièvre maligne, sur-tout si le pouls est accéléré, ondulant et inégal. Cependant on peut la prescrire avec fruit, unie à l'esprit de Mendererus (acétite ammoniacal), à la fin de la maladie, et lorsque le pouls, quoique toujours inégal, est devenu, par l'effet des autres remèdes, petit et lent.

La fièvre maligne se termine par la santé ou par la mort.

Le pouls devenu plus fort, les urines plus colorées et la tête plus libre donnent lieu d'espérer la guérison.

Quelquefois cette fièvre se juge sans aucune évacuation remarquable.

Souvent la crise s'opère par des parotides, des éruptions miliaires, ou par les urines ; mais plus souvent encore la maladie se termine par des sueurs égales et universelles.

La diarrhée est rarement critique dans la fièvre

maligne ; c'est pourquoi, on doit la combattre sur-tout dans le principe de la maladie, s'il n'y a aucun signe de saburre, et si les forces sont déja très-altérées. Que si elle survient au déclin de la fièvre, et au tems de la crise, on doit encore, même alors, la réprimer pour peu qu'elle soit immodérée ; car, suivant l'avis de TRALLES et de PRINGLE, elle finirait par causer une faiblesse mortelle. Les moyens à lui opposer sont le laudanum liquide ou le diascordium administrés avec une sage économie. A la diarrhée succède le plus souvent une sueur bienfaisante.

Les hémorragies qui surviennent dans les fièvres malignes annoncent un grand danger. WEPFER recommande, contre ce symptôme funeste, la colle de poisson.

On peut aussi mettre en usage en ce cas le quinquina avec l'esprit de vitriol (acide sulfurique étendu d'eau).

Extérieurement les moyens établis au chapitre de la fièvre ardente trouveront encore ici leur application.

On ne saurait assez recommander la pureté de l'air. On répandra de tems en tems du vinaigre sur des charbons ardens, et dans les tems très-humides, on pourra même faire brûler de l'esprit de vin dans la chambre des malades.

Il faut éviter qu'ils soient trop chargés de couvertures, et ne pas leur permettre trop promptement de sortir du lit ; car, suivant la judicieuse observation de PRINGLE, les forces du cœur sont trop défaillantes encore, pour que leur action suffise à porter le sang jusqu'au cerveau, si ne n'est dans la position horizontale (1).

On nourrira le malade avec les crêmes d'orge et de légères panades, et on lui donnera, de tems à autre, un peu de vin du Rhin ou d'Autriche, s'il n'a pas de répugnance pour cette boisson.

Il reste quelquefois, même après la cessation totale de la fièvre, un tremblement dans les membres qui appartient à la faiblesse et à l'inanition. On y remédie spécifiquement par les nourritures analeptiques, les fortifians, le quinquina, les vins de liqueur, l'exercice et les frictions.

---

(1) C'est par cette raison que les malades paraissent et sont en effet plus pâles, plus abattus, plus éteints lorsqu'ils sont levés, que lorsqu'ils sont au lit ; et les défaillances auxquelles ils sont sujets, lorsqu'ils en sortent trop tôt, appartiennent à la même cause et sont également produites par la langueur du mouvement circulatoire, et par le défaut de réaction du cœur qui se trouve surchargé tandis que les vaisseaux de la tête et des extrémités sont presque vides, (*Note du traducteur.*)

Les sueurs fatiguent aussi quelquefois les malades, long-tems après que la fièvre a cessé. Elles cèderont à l'usage de l'infusion vineuse, ou même à la teinture spiritueuse de sauge, à l'écorce du Pérou, à l'exercice, et si les forces du malade le permettent, à l'équitation.

CHAPITRE VI.

DES MILIAIRES.

LES miliaires sont de deux espèces, les unes rouges, et les autres blanches ; elles accompagnent le plus souvent les maladies graves, mais les miliaires rouges semblent être d'une nature plus dangereuse, suivant le témoignage d'ALLIONI.

Les miliaires blanches et rouges se manifestent souvent en même tems. Quelquefois elles sont confluentes, et ces dernières sont les plus funestes.

Il y a des miliaires sporadiques, épidémiques, et quelquefois même endémiques dans les pays marécageux.

Les miliaires ont lieu fréquemment, et avec des symptômes plus ou moins graves, dans les fièvres catarrhales et chez les nouvelles accouchées ; parfois, après une première dessication, elles reparaissent de nouveau.

L'éruption miliaire a pour symptômes précurseurs une fièvre aigüe, les anxiétés, une douleur à l'épine dorsale, l'oppression de la poitrine, une petite toux, quelque affection rhumatique, le larmoiement involontaire, etc.; tantôt les urines sont hypostatiques et tantôt sans sédiment.

Le jour de l'éruption est incertain; elle se fait quelquefois les jours critiques, comme le 4e., 7e., 9e., 11e., 14e., 17e., etc.; mais il arrive aussi qu'elle a lieu indistinctement les autres jours.

Il est bien rare qu'on puisse déterminer les jours critiques dans les hôpitaux, et les médecins qui voient beaucoup de malades parmi les indigens, savent combien il est difficile d'obtenir de cette classe d'hommes des notions exactes sur les circonstances qui ont accompagné le début de la maladie et sur le moment de son invasion.

Les miliaires se manifestent d'abord au cou, à la gorge, à la poitrine; elles occupent rarement la figure; ces pustules, rouges ou blanches, proéminent sur la peau, d'abord sous la forme d'un grain de millet, puis sous celle d'une lentille d'eau; elles se dessèchent ensuite, tombent en écailles farineuses, et reparaissent quelquefois de nouveau; il arrive aussi qu'avant la dessication, elles crèvent et répandent l'humeur séreuse qu'elles contiennent.

Le pronostic varie; les hommes robustes et sanguins sont moins sujets aux miliaires que les femmes ou les hommes d'une constitution lâche et molle; mais les maladies des premiers n'en sont que plus funestes.

Plus l'exanthême miliaire est confluent, et plus il est dangereux. Quelquefois il est salutaire, et d'autrefois il n'apporte aucun changement à la maladie. C'est à raison de cette diversité d'effets que, parmi les médecins, les uns veulent que les miliaires soient une éruption critique, et les autres ne voient en elles qu'un symptôme accidentel de la maladie. Je dirai en peu de mots ce que j'ai pu recueillir de plus positif sur cette matière.

Les miliaires prennent leur source dans les saburres de l'estomac qu'on a omis d'évacuer par le vomissement dans le principe de la maladie. VAN-SWIETEN paraît être de cet avis, quand il dit : les exanthêmes dans les fièvres, ne seraient-ils point produits par les humeurs impures amassées vers la région précordiale? J'ai souvent vu dans ma pratique l'événement justifier cette présomption ; car lorsque ces mêmes impuretés , dont parle VAN-SWIETEN , venaient à être évacuées , soit par haut, soit par bas, spontanément ou par le secours de l'art , les exanthêmes disparaissaient.

ZIMMERMANN (1) prête une nouvelle force à mon opinion, en regardant les miliaires comme un symptôme dangereux auquel on a donné lieu en négligeant les évacuations nécessaires dans le principe de la maladie.

Ceux qu'on a soumis à un régime trop chaud sont exposés aux éruptions miliaires ; car tandis que, par l'effet d'un pareil traitement, la partie la plus subtile des liquides s'exhale par la transpiration, la portion la plus crasse de ces mêmes humeurs se porte aussi vers les vaisseaux cutanés, et ne pouvant s'échapper à raison de sa densité, elle donne lieu à l'accident dont il s'agit. L'exemple suivant en est la preuve : Plusieurs frères de la miséricorde furent atteints d'une maladie aigüe produite par les travaux et les sollicitudes de leur état. Ils étaient servis par d'autres religieux de leur ordre, lesquels, par excès d'un zèle mal-entendu, avaient grand soin de les surcharger de couvertures. Tous ces malades eurent des éruptions miliaires, tandis que ceux de l'hôpital en étaient le plus ordinairement exempts.

Le célèbre SANCHÈZ, autrefois premier médecin

---

(1) De dysenteriâ epidemicâ. Pag. 26.

de l'impératrice de Russie, rapporte n'y avoir jamais ou presque jamais observé de miliaires, tandis qu'il en avait vu fréquemment chez les Allemands ; et il attribue cette différence aux couvre - pieds de plume dont ces derniers font grand usage.

Ne serait-ce pas par une raison analogue que les nouvelles accouchées sont si sujettes à ce genre d'exanthême ? On sait qu'elles sont communément assistées par d'autres femmes qui se font une loi invariable de les garantir de tout air extérieur ; et comme d'ailleurs elles abusent le plus souvent des boissons aqueuses chaudes, on conçoit facilement que chez elles les humeurs aient de la disposition à se porter à la peau.

Mais il ne serait conforme ni à la saine raison, ni à l'expérience d'assigner cette cause unique à l'éruption miliaire. BALDINGER (1) observe que cet exanthême fut très-rare dans l'armée du roi de Prusse, quoique les salles où les malades étaient reçus fussent très-chaudes, et qu'on les traitât par des remèdes aussi très-échauffans.

____

(1) De morbis alicujus exercitus. Pag. 159.

TRALLES pense que l'opium produit les miliaires; est-ce en augmentant le mouvement des humeurs et en empêchant les évacuations (1) ?

Elles paraissent aussi comme symptômes concomitans dans certaines constitutions épidémiques. En 1758, toutes les maladies aigües en furent compliquées, quoique les premières voies eussent été soigneusement évacuées, qu'on veillât à ce que les malades ne fussent pas trop couverts, et qu'on se fût scrupuleusement abstenu de tout remède échauffant.

Le célèbre commentateur des aphorismes de BOERRHAVE pense que les miliaires peuvent quelquefois avoir pour cause un principe stimulant répandu dans l'air ambiant.

Cet exanthême ne dépendrait-il point aussi, dans certains cas, d'essaims d'insectes dispersés

____

(1) L'usage de l'opium favorise les éruptions exanthémateuses, soit en augmentant le mouvement des humeurs, soit en diminuant ou arrêtant les évacuations. Mais il en est une cependant (et c'est la seule) qu'il provoque puissamment et d'une manière constante, la transpiration ; et il n'est pas douteux qu'en excitant celle-ci et en portant fortement à la peau, l'opium détermine ces éruptions bien plus positivement encore qu'en supprimant les autres évacuations. (*Note du trad.*)

dans l'atmosphère ? Les observations de LINNÉ sont très-favorables à cette conjecture. Ce n'est pas cependant que je prétende que toutes ces éruptions, ni même le grand nombre, appartiennent à cette cause singulière.

J'ai remarqué avec CULLEN que les miliaires étaient plus fréquentes chez les malades qui avaient perdu beaucoup de sang ; ce qui vient peut-être de ce que les médecins, en pareil cas, s'appliquent à relever les forces languissantes par les médicamens chauds, sudorifiques, et par tout l'appareil d'un régime échauffant.

Quelquefois, quoiqu'on ait apporté la plus grande attention à modérer la chaleur de l'atmosphère du malade, qu'on ne l'ait traité que par les anti-phlogistiques, et qu'on ait évité toute espèce de stimulans, les efflorescences miliaires ne laissent pas de se joindre à la maladie ; mais alors elles se manifestent à un jour critique et elles sont annoncées par une grande anxiété, par l'inquiétude du corps, les agitations, la respiration courte et accélérée, et ces symptômes cèdent à l'instant à l'apparition des exanthêmes. Bien plus, le pouls, antécédemment petit et inégal, devient égal et grand après l'éruption ; la peau aride s'humecte et se relâche, la vue troublée reprend sa lucidité première, ce qui donne lieu de croire que, dans ce cas, les miliaires sont dues à la sécrétion de la matière morbifique, et à son excrétion par les vaisseaux cutanés. C'est l'effet que le célèbre baron de VAN-SWIETEN, si souvent cité dans cet ouvrage, dit avoir vu souvent résulter de ce genre d'éruption, et il prouve, dans le tome II de ses œuvres, que les exanthêmes fébriles ne sont fréquemment que le produit de l'obstruction, de la dilatation ou même de la rupture de certains vaisseaux dans lequels la matière critique est portée abondamment par l'action bienfaisante de la fièvre; et, page 404, il observe que dans les fièvres malignes, les éruptions exanthématiques apportent du calme et du soulagement aux malades.

PROSPER-ALPIN, dans son immortel traité (*de præsagiendâ vitâ et morte ægrotantium*), enseigne que les petites pustules semblables à un grain de millet sont quelquefois funestes; mais il ajoute qu'elles sont de bonne augure quand elles sont l'effet d'une excrétion critique d'humeurs éminemment putrides, et lorsque ces mêmes humeurs sont dans un état de coction; car, dit-il encore, les malades, en ce dernier cas, se trouvent beaucoup mieux à la suite de l'éruption.

Objectera-t-on que ce n'est pas par les miliaires

que la crise s'opère, mais bien par les sueurs ou par les urines hypostatiques qui presque toujours accompagnent l'apparition des exanthêmes ? Mais la diarrhée critique cesse-t-elle de l'être, parce que les sueurs et les urines sédimenteuses concourent avec elle à juger la maladie ?

Ce raisonnement est encore fortifié par le témoignage d'ARÉTÉE : après avoir dit que les symptômes sont parfois modérés par une abondante hémorragie des narines, ou par les déjections alvines, et quelquefois aussi par les urines, il ajoute; « et ceux chez qui toutes ces évacuations » s'opèrent à-la-fois sont bien plus prompte-» ment soulagés. »

D'où l'on peut conclure, ce m semble, que quelquefois les miliaires sont critiques; et c'est ce qui arrive notamment dans les affections catarrhales et rhumatiques.

Ceux même qui combattent cette opinion paraissent encore espérer quelques bons effets des exanthêmes, puisqu'ils conseillent le quinquina comme propre à favoriser et à rendre moins laborieuse leur éruption, à la soutenir, à en mûrir la matière et à la corriger.

Mais c'est tomber dans une erreur grave que de solliciter les miliaires par le régime échauffant et

par

par les remèdes stimulans , car il résulte de cette
méthode une fièvre plus ardente et des sueurs
continuelles par lesquelles les parties les plus subtiles des humeurs se dissipent, tandis que la portion la plus grossière reste. Si dans ces circonstances les miliaires viennent à paraître , l'anxiété
et les autres symptômes , au lieu de se calmer ,
sont exaspérés de nouveau , et le délire et la frénésie ne tardent pas de suivre l'éruption.

D'une autre part , et par un excès contraire , on
ne doit point exposer les malades à l'air froid ,
ni leur permettre de sortir du lit ; car , suivant le
témoignage des médecins les plus opposés au systême du régime échauffant , les malades exanthé-
mateux sont extrêmement débiles ; ils se trouvent
mal au moindre froid qu'ils éprouvent , et quelques-uns même tombent en défaillance chaque
fois qu'ils cherchent à se soulever pour satisfaire
à quelques besoins.

La complication des miliaires. ne change rien
au traitement des fièvres auxquelles se joint cette
éruption , et il consiste indistinctement , qu'il y
ait exanthême ou non , dans l'usage des boissons
délayantes et acides, comme la décoction d'orge ,
le suc de citron , le vinaigre , l'oximel , le sirop
de groseilles , de framboises , etc.

Tome I.   I

C'est un préjugé bien funeste, lorsque les miliaires répandent une odeur de vinaigre vapide, de recourir aux absorbans et d'interdire l'usage des acides et même des acidules. La soif ardente des malades et leur goût exclusif et démesuré pour ces sortes de boissons, indiquent assez qu'elles ne disconviennent point, en même tems que ces symptômes dénotent une disposition très-prochaine à la putridité. Aussi les cadavres de ceux qui succombent aux fièvres miliaires, enflent avec une promptitude étonnante et répandent bientôt une puanteur insupportable.

Dans le petit nombre de cadavres qu'il put ouvrir à Leyde, HALLER (1) observa que les muscles étaient visqueux et qu'ils répandaient une odeur aigre très-marquée. En effet, l'acidité qui précède la putridité est désagréable et réunit l'odeur d'une huile rance et corrompue à celle d'un acide très-développé.

Lorsque la chaleur du corps est très-forte, que la tête est douloureuse, la figure enluminée et le pouls dur, les miliaires ne doivent point empêcher de tirer du sang.

____

(1) Supplem. II. pag. 35.

ABRAHAM-NÉHÉMIAS (1), médecin portugais, recommande la saignée, et insiste sur la nécessité de la pratiquer même après l'éruption des exanthêmes, sur-tout lorsqu'on a omis de la faire avant l'apparition de ce symptôme, et que le pouls a de la plénitude, et il ajoute : « Enfin dans toute » espèce de maladie, en tout tems, en tout lieu, » et, pour tout dire en un mot, dans l'enfance » comme dans la vieillesse, on doit saigner sans » exception, toutes les fois que la plénitude san- » guine est jointe à la vigueur des forces. »

Mais si le malade est défaillant, et si le pouls est inégal, faible, intermittent, les vins d'Autriche, l'écorce du Pérou, le camphre, les vésicatoires doivent être mis en usage et employés avec discernement, suivant la nature des symptômes, comme il a été dit dans les chapitres précédens.

Il arrive quelquefois que les miliaires disparaissent tout-à-coup, ce qui est de mauvais augure, à moins qu'il ne survienne une autre évacuation capable de les suppléer. Autrement leur dispari-

______

(1) Methodus medendi universalis per sanguinis missionem et purgationem, lib. 2., cap. 2.

tion est suivie de difficulté de respirer, de délire*, d'oppression à la région précordiale, de soubresauts, de convulsions, et souvent de la mort.

Plus les pustules sont nombreuses et élevées, plus leur affaissement est dangereux.

La rentrée des miliaires a pour causes ordinaires quelques fautes de régime, l'excès des boissons ou de la nourriture, un traitement trop échauffant, le contact de l'air froid, une diarrhée abondante, etc. On choisira, d'après la connaissance des causes de ce dangereux accident, le moyen le plus propre à y remédier et à rappeler l'éruption.

La chaleur, la rougeur de la face et la dureté du pouls indiquent le besoin positif de la saignée, et quelquefois même il est nécessaire de la répéter, sur-tout si les exanthêmes ont été excités par les boissons spiritueuses, ou s'ils sont causés par la suppression des lochies.

Le sang que l'on tire en ce cas est souvent très-consistant ; ce qui prouve que les miliaires ne sont pas toujours le produit de la dissolution putride.

Du reste on fera usage des remèdes antiphlogistiques, comme l'eau de chiendent avec le sel polychreste (tartrite de soude), l'oximel, le suc de citron, etc. Les malades doivent être modéré-

ment coüverts, et on évitera d'employer des remèdes échauffans ou excitans (1).

Si la rentrée des miliaires a été causée par
l'excès des alimens, ce dont on s'assurera d'abord
par le rapport du malade, puis par un sentiment
de pésanteur qu'il éprouve au scrobicule du cœur,
par les rots fétides, la nausée, les envies de vomir,
on peut essayer d'abord les délayans, et s'ils sont
insuffisans, on évacuera l'estomac par l'infusion
d'ipécacuanha (n°. 40).

Mais si le malade, quoiqu'il n'ait commis aucune
imprudence diététique, et qu'il n'y ait aucun signe
de saburre, éprouve néanmoins des envies de
vomir, s'il vomit en effet, et si les miliaires ont

---

(1) Cette règle me parait trop généralisée. Il en est, à cet
égard, de l'éruption miliaire comme de toutes les autres, la
petite vérole, la rougeole, etc., dans le traitement desquelles
tout l'art consiste, si la chaleur est modérée, à la surveiller
et à la soutenir à ce degré bienfaisant, si elle est trop forte,
à la tempérer, et à l'exciter si elle est trop faible. Or ces trois
circonstances différentes peuvent se présenter également dans
le traitement des fièvres miliaires, et la méthode antiphlogistique, dangereuse dans le premier cas, deviendrait évidem-
ment nuisible et souvent même mortelle dans le dernier. (*Note
du traducteur.*)

disparu, on doit en inférer que la matière morbi-fique s'est portée sur l'estomac. Le pouls est petit, inégal, ondulant, les forces sont abattues, on remarque des tremblemens et des soubresauts. Un vomitif en pareil cas aurait les conséquences les plus fâcheuses, et les remèdes qui conviennent en cette circonstance, sont, les vésicatoires aux jambes, les boissons théiformes données abon-damment, le camphre, le musc, l'essence de castoréum, comme il a été dit au chapitre de la fièvre maligne.

On trouverait difficilement un remède plus effi-cace contre les convulsions qui sont la suite de la répercussion des miliaires, que le musc lequel, suivant HUXAM, porte à la peau, sans exciter une grande chaleur. Il est constant qu'aucun moyen n'est plus propre à procurer des sueurs égales, douces et bienfaisantes que suit bientôt un som-meil tranquille.

On continuera en même tems les délayans, l'écorce du Péron, etc., suivant la nature et le besoin des circonstances.

Si, après la rentrée des miliaires, il survient une diarrhée abondante, et si le malade s'en trouve soulagé, le médecin doit rester dans une sage inaction. Mais, s'il en résultait une faiblesse plus grande, de l'anxiété, des tremblemens, et autres symptômes graves, on la réprimerait peu-à-peu par les vésicatoires et les remèdes internes dont il a été question dans les premiers chapitres de ce traité.

CHAPITRE VII.

DES PÉTÉCHIES.

LES pétéchies sont de trois sortes, les unes rouges, les autres livides, et les troisièmes noirâtres. Ces dernières sont les plus rares et en même tems les plus funestes ; les livides sont aussi très-fâcheuses, et les rouges ne sont pas sans danger.

Quelquefois celles qui sont pourprées et livides deviennent rouges ; d'autrefois aussi les rouges prennent une couleur pourprée.

Elles sont épidémiques ou sporadiques ; parfois elles se joignent aux miliaires, souvent elles accompagnent la rougeole ou la suivent.

Le jour de leur apparition est incertain aussi bien que celui de l'éruption des miliaires. Les pétéchies se manifestent sur-tout dans les fièvres continues rémittentes, et elles ont pour symptômes concomitans, la soif, la prostration des forces, la faiblesse du pouls, le délire, et la disposition comateuse.

Elles se jettent sur le cou , sur la gorge , sur la poitrine , l'abdomen , les cuisses , et rarement sur les pieds. Si elles se portent jusqu'à la figure , elles annoncent un grand danger ; elles s'étendent sans s'élever et disparaissent insensiblement et sans desquammation. Elles ressemblent à des morsures de puces , avec cette différence qu'elles ne présentent, à leur centre , aucune trace de piqûre. Quelquefois elles sont rondes et uniformes, d'autrefois elles se répandent en taches larges et inégales sous la peau. Cette dernière espèce est en même tems la plus rare et la plus dangereuse.

. Les pétéchies sont un symptôme très-ordinaire des fièvres putrides dans le principe desquelles les premières voies n'ont pas été convenablement évacuées. On reconnaît cette omission en faisant rendre compte au malade des remèdes dont il a déja fait usage; et d'ailleurs les nausées, l'inappétence totale , le météorisme du ventre , la puanteur des déjections alvines, la saleté de la langue, l'urine semblable à celle de cheval, l'anxiété au scrobicule du cœur , et les sueurs copieuses et sans soulagement , sont un indice certain qu'on a négligé les évacuations préliminaires ou qu'elles n'ont pas été suffisantes.

Lorsqu'au lieu d'établir en premier lieu son foyer dans l'estomac, le principe morbifique attaque d'abord la masse des humeurs , c'est encore une cause fréquente de pétéchies. En ce cas , on n'apperçoit aucun signe de saburre , l'éruption pétéchiale est plus prompte , les urines sont moins épaisses et moins colorées , la somnolence, les soubresauts des tendons , les tremblemens se manifestent plutôt, et sont suivis d'une sueur égale et le plus souvent bienfaisante.

Quelquefois les pétéchies doivent leur origine à la constitution régnante, à la chaleur de l'atmosphère des malades , ou au stimulus de médicamens trop actifs ; et c'est pourquoi la rougeole et la petite vérole en sont si souvent compliquées.

Elles sont aussi très-communes dans les lieux humides et resserrés , et lorsque les malades sont renfermés en grand nombre dans des salles dont l'air n'est pas assez souvent renouvelé.

L'expérience d'accord avec la raison nous enseigne que les pétéchies sont bien rarement critiques ; car , toutes choses égales d'ailleurs , plus elles sont confluentes , et plus la maladie est dangereuse. Cependant STORK dit en avoir vu de bienfaisantes.

MINDERERUS (1) a observé que les soldats étaient plus sujets à cette éruption, ce qui vient, à son avis, de la nécessité où ils se trouvent, dans les tems pluvieux, de se coucher avec des vêtemens encore mouillés; on a donc sagement agi en donnant des manteaux à nos soldats.

Les pétéchies sont très-fréquentes dans la fièvre putride; dans la fièvre maligne, elles sont moins communes; et elles sont très-rares dans l'inflammatoire.

Leur traitement varie suivant la nature de la maladie dont elles sont le symptôme.

Si le pouls est dur et plein, ce qui arrive rarement, la saignée est indispensable, et dans ce cas, le sang tiré se couvrira d'une couenne très-légère. Du reste les moyens curatoires seront les mêmes que ceux à employer dans la fièvre continue simple.

Les pétéchies, dans la fièvre putride, exigent l'usage des acides minéraux et du quinquina à très-grandes doses. Car HUXAM et plusieurs autres médecins recommandables ont observé que le sang

____

(1) Medicin. militar. Pag. 375.

tiré dans les fièvres pétéchiales était vraîment fétide.

On relevera les forces abattues à l'aide des vins d'Autriche (1) et du camphre donné à doses légéres,

---

(1) QUARIN, dans le cours de son ouvrage, conseille souvent les vins d'Autriche, sans doute à raison de la facilité plus grande de se les procurer dans le pays où il écrit. Mais ceux de France, choisis suivant la nature des circonstances, les besoins divers et les goûts des malades, ont sur les premiers une supériorité incontestable même en matière médicale, soit par leur générosité, soit par la variété précieuse en médecine de leurs qualités, soit enfin par leur saveur délicieuse et leur parfum exquis.

On distingue en Autriche trois espéces de vins différens. Les premiers, ceux de plaine, sont légers, acidules et peu spiritueux ; les seconds et les troisièmes, qui sont des vins de montagne, sont, les uns, secs, vifs et diurétiques, les autres sont fort liquoreux et très-spiritueux.

En France, sans parler des vins de plaine ou vins communs, nous en avons de quatre espèces principales et bien distinctes et chacune de ces espèces offre des qualités infiniment variées. Tels sont 1°. les vins de Bourgogne, 2°. ceux de Champagne, 3°. ceux de Bordeaux, 4°. ceux de Languedoc et de Roussillon auxquels on peut associer les vins d'Avignon et même ceux du Rhône, car ces derniers commencent déja à participer à la qualité des vins méridionaux.

Les vins de Bourgogne sont, plus que tous autres, stomachiques, analeptiques et fortifians. Ils contiennent plus de

car a fortes doses, les malades ne le supporteraient
pas. CHARLES-STRACK a vu ce médicament, donné

---

mucilage et sont plus enveloppés que ceux de Champagne,
ils le sont beaucoup moins que ceux de Bordeaux ; aussi sont-
ils moins agaçans que les premiers, et bien plus digestibles que
les seconds. Leur partie spiritueuse est dans la proportion
d'1 à 7.

Les vins de Champagne, blancs et rouges, sont plus stimulans et plus diurétiques, mais moins fortifians que ceux de
Bourgogne, et sous le premier rapport, il est des circonstances où ils doivent avoir le pas sur les précédens. Ils ont assez
d'analogie avec la deuxième classe des vins d'Autriche auxquels ils sont, sans contredit, bien supérieurs en qualité.

Les vins de Bordeaux sont moëleux, peu excitans et amis
des estomacs très-irritables.

Les vins du Rhône, de Languedoc, et sur-tout ceux de
Roussillon sont les vins les plus spiritueux de France. Cinq
bouteilles de vin de Lunel en donnent une d'eau - de - vie ; il
n'en faut que quatre de Perpignan pour obtenir une pareille
quantité d'esprit (*). Ils conviennent aux estomacs froids et
blasés ; mais ils ont l'inconvénient d'être capiteux, et on ne
doit les donner qu'avec précaution et d'une manière très-me-
surée. Ils sont d'ailleurs de difficile digestion pour certains
estomacs. On peut les comparer à la troisième espèce des vins

(*) La partie spiritueuse des vins d'Espagne est dans la proportion d'1 à 3.

seulement à 24 grains par jour, exaspérer la fièvre et les autres symptômes de la maladie (1).

Dans la fièvre putride pétéchiale, la diarrhée n'est pas dangereuse, suivant l'observation des médecins de Breslaw. Bien plus, si l'abdomen est tuméfié, l'appétit nul, la langue sale, et si le malade éprouve des nausées, on doit solliciter le ventre avec l'infusion de tamarin, la teinture de rhubarbe et le sel polychreste (tartrite de soude), auxquels on joindra les acides minéraux et l'écorce du Pérou. Il ne serait pas aussi sûr d'employer la scammonée et le jalap, quoique ces deux purgatifs soient recommandés en ce cas par quelques auteurs. Mais, si les symptômes décrits ci-dessus n'existent pas, il faut éviter l'usage des laxatifs; car CAMERARIUS (2) nous apprend qu'en effet la

---

d'Autriche; mais ces derniers, quoique moins agréables au goût, paraissent l'emporter en qualité.

Au reste, ces règles générales, comme toutes celles de diététique, sont soumises à une multitude d'exceptions qui tiennent aux goûts variés, aux appétits et aux caprices divers des différens estomacs. (*Note du traducteur.*)

(1) Observ. medic. de morbo cum petechiis.

(2) System. cautel. medic. Pag. 371.

diarrhée emporte les pétéchies dans certaines épidémies, mais il nous prévient qu'il serait dangereux d'étendre ce principe à toutes les maladies pétéchiales, attendu qu'il en est plusieurs où cette évacuation est fatale.

Le petit lait fortement chargé d'esprit de vitriol (acide sulfurique étendu d'eau), sera la boisson ordinaire.

Dans la complication dont il s'agit, les stimulans et les sudorifiques sont plus nuisibles qu'avantageux.

Lorsque le ventre est tuméfié, outre les doux laxatifs, on prescrira les lavemens avec l'infusion de camomille.

Si les pétéchies se joignent à la fièvre maligne, et si la maladie principale paraît avoir son siège dans le serum ou dans le fluide nerveux, le traitement sera le même que celui indiqué au chapitre V.

Si le pouls est petit, faible mais égal, le camphre est indiqué ; si, au contraire, il est tremblotant et ondulant, la mixture (n°. 20) aura plus d'efficacité.

La diarrhée, dans la fièvre maligne pétéchiale, est dangereuse, et l'on doit se hâter de la modérer par les remèdes indiqués dans les chapitres précédens.

Les principes établis jusqu'ici relativement à la diète et à la pureté de l'air , trouveront encore , dans le traitement de la fièvre pétéchiale , leur juste application.

CHAPITRE

CHAPITRE VIII.

DE LA PETITE VÉROLE.

La petite vérole atteint tous les âges, mais elle est sur-tout le fléau de l'enfance. Le fœtus en est exempt, suivant Cotunius. Mauriceau rapporte qu'une femme ayant été attaquée de cette maladie, au cinquième mois de sa grossesse, accoucha, à terme, d'un enfant bien portant, et sur le corps duquel il ne découvrit aucune trace variolique (1). On lit un trait à-peu-près semblable dans Olaus

---

(1) Mauriceau est d'un avis tout opposé à celui de Cotunius, car à la suite de l'observation citée par Quarin, il dit expressément avoir vu des exemples contraires, et, dans le cours de son ouvrage, il en rapporte un assez frappant ; le voici : Une femme accoucha, par accident, au terme de 6 mois et demi, d'un enfant mort depuis deux ou trois jours ; il y avait alors deux mois qu'elle avait eu la petite vérole, et elle en était parfaitement guérie. Cependant il paraissait, sur le corps de l'enfant, plus de vingt pustules vraiment varioliques, etc. (*Note du traducteur.*)

Tome I.   K

BORRICHIUS. Mais MEAD est d'un avis opposé, et le célèbre VAN-IPERN (1) raconte qu'une femme grosse ayant donné tous ses soins à deux de ses fils atteints de la petite vérole, sans en avoir actuellement éprouvé aucune incommodité, accoucha, peu de tems après, d'un enfant bien constitué, mais sur le corps duquel on appercevait encore des vestiges varioliques : cette femme, peu avant l'accouchement, tems auquel vraisemblablement le fœtus fut atteint de la maladie, avait éprouvé des anxiétés.

La petite vérole est sporadique ou épidémique. Cette dernière commence ses ravages au printems; l'été, elle est dans sa force; elle devient plus rare en automne, et disparaît presque entièrement pendant l'hyver.

On la divise en discrète et en confluente ; on la nomme discrète, quand les pustules sont distinctes et isolées, confluente, quand elles se joignent et se confondent et qu'elles sont rouges et peu élevées. On regarde cette dernière espèce comme la plus dangereuse; mais quelquefois il arrive que les petites véroles discrètes offrent en-

____

(1) Comment. scient. Harlem. Vol. 18, pag. 596.

core, dans le traitement, plus de difficultés que les confluentes. C'est pourquoi MEAD trouve plus rationel de les diviser en bénignes et en malignes.

Les symptômes précurseurs de la petite vérole sont : la lassitude, la douleur de tête et des lombes (1), l'horripilation, les anxiétés à la région précordiale, les vomissemens, la fréquence du pouls, le froid auquel succède la chaleur et les sueurs (2) ; tantôt la fièvre diminue, et tantôt elle prend de nouveaux accroissemens : les enfans sont le plus souvent assoupis, et s'éveillent effrayés ; les adultes, au contraire, sont plus communément tourmentés par l'insomnie (3).

---

(1) WILLIS regarde la douleur de tête réunie à celle des lombes comme un symptôme presque pathognomonique de la petite vérole ; de telle sorte, dit-il, que dès qu'il se trouve joint à une fièvre continue, on peut présager, avec une sorte de certitude, que l'éruption va avoir lieu. Tous les auteurs qui ont traité de la variole, s'accordent à regarder la réunion de ces deux genres de douleurs comme un des signes précurseurs les plus caractéristiques de cette maladie. (*Note du trad.*)

(2) Les sueurs qui précèdent et annoncent la petite vérole, ont, suivant STOLL, une odeur acide et fétide. Je l'ai moi-même souvent observé. Il remarque aussi que la bouche a une mauvaise odeur d'un genre particulier. (*Note du traducteur.*)

(3) Pour compléter l'énumération des symptômes avant-

Le troisième ou le quatrième jour, des taches rouges et que l'on sent déja un peu proéminentes se manifestent à la figure, au menton, à la poitrine et au cou ; bientôt au centre de ces mêmes taches on apperçoit un point transparent, par lequel on distingue, à cette époque de la maladie, la petite vérole de la rougeole. Les pustules se multiplient, s'élèvent, s'élargissent, et se manifestent ensuite aux extrémités inférieures.

---

coureurs de la petite vérole, on doit ajouter, à ceux rapportés par Quarin, l'éternuement qui a presque constamment lieu avant l'éruption, quelquefois la toux, l'éclat et la démangeaison des yeux, le larmoiement involontaire, une légère bouffissure de la face, la douleur au cardia, par fois si vive qu'elle va jusqu'à la défaillance, l'éruption des régles, ou les hémorragies utérines quelquefois même avant la nubilité ; ce que j'ai remarqué chez une petite fille de 9 ans ; chez qui la menstruation ne s'établit que 4 ans après. Suivant la remarque de Sydenham, les enfans sont bien moins sujets aux sueurs dans le premier et même dans le second tems de la petite vérole que les adultes, et c'est peut-être, en partie par cette raison, qu'ils éprouvent par fois des accès nerveux semblables à des attaques d'épilepsie ; ces mêmes accès, au reste, d'après le témoignage de l'Hippocrate anglais, sont presque toujours de bon augure, et annoncent le plus souvent une petite vérole bénigne. (*Note du traducteur.*)

Le tems de l'éruption des pustules varioliques est de trois ou quatre jours ; celui de la suppuration est à-peu-près d'égale durée ; elles restent ensuite un pareil espace de tems sans éprouver de changement apparent ; arrivent enfin l'exsiccation, puis la desquammation dont la durée est à-peu-près la même que celles des stades précédens.

Le pus est d'abord clair et peu lié. Les pustules jaunissent ensuite, à mesure qu'avance la maturité et sont circonscrites d'une aréole rouge. Si elles sont peu multipliées, l'espace qui les sépare conserve à-peu-près la couleur naturelle de la peau ; si au contraire elles sont très-nombreuses, les interstices rougissent et se tuméfient. Les yeux sont couverts par la bouffissure qui survient en premier lieu au visage ; mais, à mesure que les pustules de la face se dessèchent, l'enflure de cette partie diminue, et on voit croître dans la même proportion celle des mains, lesquelles alors se trouvent en pleine suppuration ; bientôt et dans le même ordre, ces phénomènes se reproduisent aux pieds.

Telle est la marche des petites véroles bénignes. Dans celles qui sont de mauvaise nature, l'eruption est plus prompte, mais ces dernières parcourent au contraire plus lentement les stades de la suppuration et de l'exsiccation.

Vers la fin de l'éruption, les adultes éprouvent une salivation plus ou moins abondante qui, chez les enfans, est le plus souvent remplacée par la diarrhée.

Quelquefois la fièvre et les autres symptômes sont si légers qu'on ne reconnaît la petite vérole qu'au moment de l'apparition des pustules.

Lorsque la faiblesse est extrême, l'éruption est plus tardive et plus lente à s'opérer.

Enfin il est une espèce de boutons varioliques qui ressemblent à des verrues et qui se dessèchent sans avoir suppuré.

Le pronostic dans cette maladie varie en raison de la constitution épidémique, de l'âge, de l'ydiosyncrasie du sujet, de la nature des symptômes et de celle de la petite vérole elle-même.

Elle est moins dangereuse dans l'enfance que dans un âge plus avancé; elle est souvent fatale aux femmes grosses et aux nouvelles accouchées ainsi qu'aux sujets cacochymes, scorbutiques, vénériens.

Plus l'éruption est prompte, plus la petite vérole est grave; cependant, comme je l'ai dit plus haut, si elle n'est retardée que par l'excès de la faiblesse, la maladie ne laisse pas d'être très-alarmante. Dans ce dernier cas, le pouls est petit, la face pâle ainsi que toute l'habitude du corps, la somnolence profonde, et les forces défaillantes.

Les vomissemens continuels, l'inquiétude, de vives anxiétés à la région précordiale, les douleurs violentes des reins, du dos, du ventre, les urines claires et ténues annoncent ordinairement une petite vérole de mauvaise nature.

Les convulsions qui précèdent l'éruption, n'ont rien de sinistre si elles sont légères ; mais si elles sont fortes et soutenues, elles présagent une fièvre violente et une petite vérole très-confluente. Ce symptôme est aussi très-funeste, s'il se manifeste après l'éruption, ou au tems de la suppuration, ou s'il est causé par la rentrée de la matière variolique.

L'hémorragie qui survient avant le tems de l'éruption est salutaire, mais celle qui a lieu après cette période de la maladie est de mauvais augure, ainsi que l'hémoptysie et le pissement de sang.

La petite vérole discrète est celle à laquelle se joint le plus rarement la diarrhée, et celle en même tems où ce symptôme est plus dangereux, suivant la remarque d'Helvetius, car elle abbat les forces et provoque la rentrée des pustules (1).

____

(1) Et ces inconvéniens sont moins à craindre dans la

Lorsque la maladie est bénigne, les symptômes se modèrent à la suite de l'éruption ; mais, si au contraire après cette époque, la chaleur, le vomissement, le délire, l'assoupissement continuent, et s'il survient des soubresauts, le danger est imminent.

La maladie est d'autant plus bénigne, que les pustules sont moins nombreuses et plus élevées, et que la respiration est plus libre.

Les pustules affaissées, noirâtres ou d'un rouge noir, et ayant une dépression à leur centre, sont très-mauvaises ; les pustules cristallines et remplies d'un ichor gluant annoncent aussi le plus grand danger.

Lorsqu'il se manifeste des taches pourprées, dans l'intervalle des pustules, c'est presque toujours un signe mortel, comme SYDENHAM l'a remarqué.

Le traitement doit être modifié suivant la nature des circonstances.

La petite vérole, si elle est bénigne, n'exige d'au-

petite vérole confluente dans laquelle la nature a plus d'énergie, et où il y a excès de forces et d'action. (*Note du trad.*)

tres remèdes qu'un régime convenable, et un léger purgatif à la fin de la maladie.

Mais, si elle s'annonce d'une manière grave, si la fièvre est très-forte, il est nécessaire de la modérer; si les forces languissent, tous les secours de l'art doivent tendre à les relever, comme il a été dit au chapitre des généralités des fièvres.

On ne saurait assigner aucun symptôme qui annonce d'une manière essentielle et univoque l'invasion de la petite vérole. Cependant la fièvre, le vomissement, la douleur de l'épine dorsale (1), la constitution épidémique en sont des indices assez sûrs, quand il est d'ailleurs certain que les malades n'en ont jamais été atteints.

La plénitude et la dureté du pouls rendent la saignée indispensable à quelqu'époque que ce soit de la maladie.

C'est une pratique extrêmement vicieuse de saigner sur le seul soupçon de la petite vérole.

Les signes de saburre indiquent la nécessité du vomitif; mais s'il ne s'en manifeste aucun, on doit s'abstenir d'un pareil moyen, les malades eussent-ils des nausées, et lors même qu'ils vomiraient

---

(1) Voyez page 147, la note (1).

spontanément; car ces symptômes sont l'effet du miasme variolique et de l'irritation qu'il fait naître à l'estomac, et ils ne cèdent qu'aux délayans et à l'éruption.

Si le ventre est serré, on le relâchera par le moyen des lavemens.

S'il y a beaucoup de chaleur et de violentes douleurs de tête, on appliquera sur-le-champ le sinapisme le plus actif.

Dans le principe de la variole, on mettra avec succès en usage les antiphlogistiques et les légers laxatifs, tels que le vinaigre, le suc de citron, le sel polychreste (tartrite de soude), le nitre, le sirop de rose solutif.

On donnera pour boisson ordinaire la limonade, les sirops acides et la décoction d'orge avec l'oximel.

Il est essentiel de bannir du traitement toute espèce de stimulant, et la myrrhe que le peuple ne manque pas de donner au début de cette maladie, produit le plus souvent les effets les plus fâcheux. On veillera également à ce que les malades ne soient pas trop chargés de couvertures.

Il arrive néanmoins, mais rarement, que les forces sont déja en défaut, même au tems de l'éruption; ce que l'on reconnaît à la débilité du pouls , à la crudité des urines , à l'accablement , à l'assoupissement et à la stupeur des malades. Alors les lavemens et les raffraîchissans sont contr'indiqués. On doit recourir aux vésicatoires et aux autres stimulans , comme la serpentaire , le camphre (n°s. 18 , 19).

En pareil cas , les vins du Rhin et d'Autriche , mêlés avec l'eau , réussissent très-bien aux adultes; si les premières voies sont chargées, il convient avant tout de donner un vomitif ou de purger doucement par le bas , avec la teinture aqueuse de rhubarbe.

Il est prudent de prescrire l'usage des acides minéraux, même dans les petites véroles discrètes , mais seulement après l'éruption. Car on a vu cette maladie, d'abord fort bénigne , devenir tout-à-coup et sans cause manifeste, très-dangereuse et même mortelle.

Les acides minéraux résistent puissamment à la putridité; les acides vegétaux n'auraient pas assez d'efficacité dans les petites véroles très-graves. SCHWENKE a observé que le petit lait et le suc de citron étaient impuissans contre la putridité variólique, et que dans cette circonstance ils se putréfiaient eux-mêmes très-promptement.

L'intensité de la maladie et la violence des symptômes doivent régler la dose des acides minéraux. Quelquefois un gros toutes les vingt-quatre heures suffit, et d'autrefois il faut aller jusqu'à une demi-once et même six gros, dans pareil laps de tems.

A mesure que les symptômes se modèrent, on doit diminuer la dose des acides minéraux.

Quand les enfans répugnent à ce remède, et se refusent à le boire, on parvient quelquefois à le leur rendre agréable en y ajoutant du sirop de framboises ou de fraises, et en leur donnant ce mélange par cuillerées ; ou bien, on fait en ce cas une espèce de limonade avec l'esprit de vitriol (acide sulfurique étendu d'eau), l'eau et le sucre.

Le petit lait fortement chargé de ce même acide réussit très-bien aux adultes et sur-tout à ceux qui ont la fibre rigide et tendue.

Quelquefois le ventre ne fait aucune fonction pendant un jour ou deux , et s'il n'en résulte aucun inconvénient , il est superflu d'y remédier ; mais si la tête se prend , si la chaleur et la soif augmentent , et si l'abdomen est tendu , il faut se hâter de prescrire les lavemens avec les sels neutres , jusqu'à ce qu'on ait rétabli la liberté des évacuations alvines.

Si les urines passent difficilement, les émulsions d'amandes , de semences de melons , édulcorées avec le sirop de guimauve produisent de bons effets.

Si les malades sont défaillans, si les selles sont très-foibles, si les pustules ne sont pas parfaitement remplies, ou enfin si les urines sont sanguinolentes, on aura recours à l'extrait ou à la décoction de quinquina, en continuant toutefois les acides minéraux. BERGIUS (1) a remarqué avec étonnement que, dans la petite vérole confluente, l'écorce du Pérou ne nuisait jamais à la salivation. On doit en venir promptement à ce remède, si la fièvre demi-tierce survient dans les commencemens de la petite vérole, ou si au contraire la petite vérole se joint à une fièvre demi-tierce préexistente.

Une fille âgée de quinze ans, et dévorée d'un violent chagrin, fut atteinte de la petite vérole; le second jour après l'éruption, les pustules étaient circonscrites d'un cercle azuré, le pouls était très-faible, l'urine pâle, le ventre libre et la malade n'éprouvait ni douleur ni mal-aise; le corps était couvert de pustules qui se rompaient à la moindre pression, au plus léger mouvement,

____

(1) Matér. medic. Tom. 1, pag. 110.

et répandaient une si grande abondance d'une sérosité extrêmement limpide que le lit en était inondé. Le sixième jour, la salivation commença et la malade rendait, par la bouche, par l'anus et par la vulve, un sang clair et couleur de rose. A tous ces symptômes sinistres se joignirent bientôt les soubresauts des tendons, les tremblemens, l'inégalité du pouls, le coma. Je mis en usage le camphre, le musc, une potion composée d'eau de mélisse et d'esprit de Mendererus (acétite ammoniacal), de quinquina et de sirop de kermès. Mais tous les moyens furent infructueux, la colliquation des humeurs fit sans cesse de nouveaux progrès, et la malade périt le onzième jour.

Je n'osai employer l'alun si efficace contre la dissolution, dans la crainte de supprimer la salivation. Mais peu de tems après, j'eus à traiter une fille du même âge attaquée d'une petite vérole de semblable nature, avec cette seule différence qu'on ne remarquait point, à la circonférence des pustules, cette aréole azurée dont j'ai parlé dans l'observation précédente. Les pieds se gangrénèrent promptement; j'y fis appliquer des fomentations anti-septiques, et je prescrivis intérieurement le camphre, le quinquina, l'esprit de Mendererus (acétite ammoniacal) et l'alun (sulfate d'alumine) à grandes doses. La salivation se soutenait et la maladie n'empirait point, mais la colliquation était extrême. j'ajoutai aux remèdes précédens un demi-gros de teinture de mars, et la malade, à l'aide de ces moyens réunis, se rétablit parfaitement. Cependant elle conserva assez long-tems un ulcère sordide dans les narines, et elle en fut guérie par les préparations de plomb.

Ainsi donc, si le pouls devient petit et inégal, si les malades sont pâles et assoupis, s'ils ont des tremblemens et des soubresauts, les remèdes que l'on doit opposer à ces symptômes de faiblesse, sont tous ceux propres à relever les forces de la vie, tels sont le camphre, le musc, l'esprit de Mendererus, les vésicatoires et le régime échauffant.

L'enflure des mains peut tromper le tact, et le pouls en ce cas paraître petit, lors même qu'il est grand et fort. Il est important de se défendre d'une pareille erreur; car pour peu que le pouls soit dur, la faiblesse d'ailleurs fût-elle grande, les remèdes stimulans et le quinquina lui-même seraient nuisibles.

Lorsque la respiration est difficile et stertoreuse, et l'expectoration pénible, les malades doivent boire abondamment la décoction de chiendent,

de guimauve, de fleurs de bouillon blanc avec
l'oximel simple et scillitique. S'il y a lieu de
craindre la suffocation, on ajoutera quelques doses
légères de kermès minéral (oxide d'antimoine sulfuré rouge) répétées suivant le besoin ; on aura
soin de continuer, en même tems, ceux des remèdes ci-dessus indiqués qui paraîtront convenir
aux autres circonstances de la maladie.

Cette méthode est également applicable au cas
où la matière de la salivation est tellement épaisse
que son excrétion ne pouvant s'opérer, le malade
est menacé d'en être suffoqué.

La diarrhée immodérée qui est une indice de
faiblesse générale doit être combattue par la dissolution de gomme arabique avec le laudanum
liquide.

Ce cas est le seul où l'opium paraisse convenir
dans la petite vérole (1) ; car il a d'ailleurs l'incon-

---

(1) QUARIN me semble ici trop exclusif, et quelques plau-
sibles que paraissent les raisons qu'il allègue en faveur de son
opinion, et contre l'usage de l'opium, l'observation qui vaut
mieux en médecine que tous les raisonnemens, milite contre
lui. SYDENHAM, dans le traitement de la petite vérole confluente, prône avec entousiasme, et, on peut dire, avec exagé-
ration, les effets de son laudañum liquide et du sirop de dia-

vénient

vénient de provoquer les sueurs , d'exciter la chaleur fébrile , de ralentir la salivation ; il dis-

---

code. Il veut qu'on en donne, soir et matin , de fortes doses aux malades (*), et quelquefois même toutes les huit heures. HUXAM, cet observateur judicieux, à qui l'on doit, à mon sens, le meilleur traité qu'on ait écrit sur cette matière , et qui a eu le mérite insigne de réformer et de rectifier la pratique du grand SYDENHAM en ce qui concerne la petite vérole, vante aussi l'usage des opiatiques dans cette maladie ; mais il les administre avec plus de circonspection et de discernement, et sa manière de les employer , bien entendue , est souvent du plus grand secours dans le traitement variolique. Je rapporterai sommairement son opinion sur cette nature de médicament. Après avoir déduit les inconvéniens qui résulteraient des narcotiques donnés à fortes doses , il ajoute :

» « Cependant nul remède n'est plus propre à incrasser les
» humeurs ténues et acrimonieuses , à calmer l'irritation
» qu'elles produisent, et à accélérer la maturité des pustules.
» Car lorsque la petite vérole est confluente , et sur-tout dans
» l'état de la maladie , on ne peut presque rien faire sans le
» secours des narcotiques. Néanmoins dans ce cas même ,
» lorsque la matière de la salivation est visqueuse , que l'ex-
» crétion en est difficile et que la respiration est courte et
» laborieuse , il faut être fort réservé sur leur usage et leur

(*) La dose qu'il prescrit est d'une once de sirop de diacode ou de vingt-quatre gouttes de laudanum liquide.

Tome I.   **L**

pose à la putridité, resserre le ventre et empêche l'évacuation des matières acrimonieuses qui y sont amassées.

Tissot a vu, dans les petites véroles confluentes, des malades passer jusqu'à sept jours et sept nuits dans une insomnie complète, sans que cette circonstance aggravât les symptômes, et il a été contraint d'autrefois de s'opposer au sommeil de quelques sujets qui ne pouvaient s'y livrer sans que la salivation se supprimât.

Après l'exsiccation, on doit administrer de doux purgatifs, afin d'évacuer les matières putrides qui, dans le cours de la maladie, auraient pu s'amasser dans le canal intestinal.

Il faut ouvrir avec une aiguille les pustules qui commencent à jaunir, et les déterger avec une éponge imbibée d'eau tiède et de lait, ce qu'on réitèrera, si elles se remplissent de nouveau. Par ce procédé, on diminue la tension et la douleur, on concilie un peu de repos aux malades, on prévient le danger de la fièvre secondaire produite par la résorption de la matière purulente, et on

---

,, adjoindre la gomme ammoniaque, l'oximel scillitique, etc. (*Note du traducteur.*)

obvie aux dépôts provenans de la même cause.

Lorsque les pustules sont très-multipliées, le pus qui en découle forme, quelquefois sur toute la figure, une croute qu'il faut détremper avec du lait tiède.

Pendant toute la durée de la maladie, on ne saurait trop veiller à la pureté de l'air. En été, on tempèrera sa sècheresse et sa chaleur, en plaçant çà et là, dans la chambre du malade, des branches de sureau, ou de frène (1), qu'on fera raffraîchir dans l'eau, ou on arrosera le carreau avec l'eau la plus froide; on évitera de réunir plusieurs varioleux dans la même pièce, réunion qui, suivant PRINGLE, ne pourrait qu'aggraver la maladie.

Mais il est peu sage d'exposer, pendant des

------

(1) INGEN-HOUSZ a prouvé, par des expériences aussi nombreuses qu'exactes, que les plantes exhalent un air nuisible pendant la nuit, et même pendant le jour si elles sont placées dans des lieux obscurs; tandis qu'exposées aux rayons du soleil, elles répandent l'oxigène à grands flots. Toutes les fleurs, suivant le même auteur (et plus que toutes autres, la violette et le thlaspi) produisent un air très mal-faisant, soit la nuit, soit au soleil.

· On ne tolèrera donc des fleurs dans la chambre d'un malade qu'autant qu'elles y seront en très-petite quantité, et si journées entières, au contact de l'air froid, les malades atteints de la petite vérole, soit naturelle, soit artificielle. Car ce qui est capable d'affecter gravement les personnes en santé, doit être à plus forte raison préjudiciable aux malades. Aussi les maîtres de l'art ont vu plus d'une fois des sujets inoculés, atteints de rhumatisme ou d'une petite toux sèche et opiniâtre, quoique non mortelle, qui n'étaient dus qu'à cette méthode réfrigérante à l'excès.

Il faut, au tems de la suppuration, changer souvent le linge de corps et de lit des malades, et ne pas les laisser dans l'ordure putride qui flue sans cesse de toutes les parties de leurs corps.

La nourriture sera composée de panades légères, de crême d'orge et de fruits d'été cuits.

---

on place des feuillages (*) dans son appartement, il sera nécessaire qu'ils soient exposés au soleil ou tout au moins au grand jour. (*Note du traducteur.*)

(*) De toutes les plantes ou arbres qu'INGHEN-HOUSZ a soumis à ses expériences, ce sont le saule et les tiges de pommes de terre qui fournissent le plus d'air respirable. Il a encore remarqué que les feuilles qui sont parvenues à leur grandeur naturelle donnent de l'air plus pur et en plus grande abondance que les jeunes feuilles ou tiges qui n'ont pas encore pris tous leurs développemens.

Je crois avoir suffisamment établi, par ce qui précède, que le traitement de la petite vérole doit être, dans le principe de la maladie, antiphlogistique, et dans les autres périodes, analogue à celui de la fièvre putride. Il arrive aussi, quoique rarement à la vérité, que la petite vérole se trouve compliquée de malignité, soit dès son début, soit aux autres époques de la maladie, auquel cas, il faudra recourir à la méthode curative exposée au chapitre de la fièvre maligne.

On doit plutôt s'attacher, dans le cours de la petite vérole, à l'état des forces et à la nature des symptômes, qu'à suivre ses différens stades dont l'étude trop exclusive ne fournit que des lumières confuses et incertaines, et non un traitement simple et efficace.

Dans ma nombreuse pratique, je n'ai perdu, depuis treize ans, que six malades, par la petite vérole ; dans ce nombre se trouvent deux enfans d'un chirurgien ; chez l'un elle fut extrêmement confluente, et il était déja moribond lorsque je fus appelé. L'autre prit un purgatif que lui administra son père pendant deux jours d'absence que je fus obligé de faire, et périt des suites d'une diarrhée rebelle à tous les moyens et qui fut l'effet de ce remède inconsidéré.

Ce n'est pas que je prétende, en rapportant ces faits, prouver ma supériorité dans le traitement de la petite vérole. Je veux seulement qu'on en conclue que la juste application des méthodes curatives propres aux différentes fièvres continues, aux caractères desquelles participe cette maladie, suffit à sa guérison, et rappeler aux gens de l'art ce précepte du célèbre VAN-SWIETEN (1) qui veut que dans le traitement de tous les genres d'exanthêmes, le médecin porte toute son attention à reconnaître la nature de la maladie qui les accompagne.

On inocule à Vienne, comme dans tous les autres pays de l'Europe, avec le plus grand succès. Tout le secret de cette opération, suivant l'observation de TISSOT, consiste à ne la pratiquer que sur des sujets qui n'aient la fibre ni trop lâche, ni trop roide, qui ne soient point cacochymes, qui soient exempts d'obstructions, de tout virus et de tout vice des humeurs, en un mot, à des sujets sains, mais non athlétiques.

____

(1) Tom. 2, pag. 493.

CHAPITRE IX.

DE LA ROUGEOLE.

Tous les âges sont sujets à la rougeole, mais elle est plus particulièrement une maladie de l'enfance.

Elle est sporadique ou épidémique, bénigne ou maligne. Elle s'annonce par les frissons, l'inappétence, une petite toux, l'éternuement, les anxiétés, les vomissemens, le larmoiement involontaire et les sueurs qui cependant sont moins abondantes dans cette maladie que dans la petite vérole.

Dans les rougeoles régulières, l'éruption a lieu le quatrième jour, et à cette époque la peau se couvre de petites taches semblables à des morsures de puces, lesquelles se manifestent d'abord au front et à toute la figure, puis sur la poitrine et sur le ventre, ensuite aux extrémités. Les taches du visage proéminent un peu, ce que l'on reconnaît bien mieux au toucher qu'à la vue. Elles s'étendent, se réunissent et affectent différentes figures ; sur toutes les autres parties du corps , elles ne sont point élevées , et ne présentent au tact que des aspérités.

Mais quelquefois la maladie n'a pas de marche réglée , ni l'éruption de jour fixe ; et dans ces rougeoles irrégulières , souvent c'est au tronc et aux membres que les taches paraissent en premier lieu.

Dans la rougeole régulière , les taches du visage pâlissent vers le sixième jour , et celles des autres parties sont alors au plus haut point de rougeur.

Les taches de la figure s'effacent les premières , et elles disparaissent ensuite sur le reste du corps. Elles blanchissent d'abord et présentent un aspect farineux ; puis l'épiderme étant desséché et rompu , elles tombent par petites écailles. Il arrive aussi parfois , quand les malades sont d'une bonne constitution , que ces taches disparaissent d'une manière insensible et sans desquammation.

Lorsque la rougeole ou la petite vérole règnent épidémiquement , on voit des fièvres qui ont tous les caractères de la maladie dominante et qui n'en diffèrent que par le défaut d'éruption.

Dans la rougeole bénigne, souvent tous les symptômes graves cessent aussitôt après l'apparition des taches à la peau. D'autrefois le vomissement seul s'arrête, et la toux, la difficulté de respirer et l'inappétence persévèrent.

Le pronostic varie ainsi que la maladie elle-même. VAN-SWIETEN enseigne que la rougeole n'est pas une maladie très-dangereuse, si elle se fixe uniquement sur les parties externes, et si les malades ne sont pas soumis à un régime trop échauffant ; mais il ajoute que l'issue en est douteuse, si la dyspnée ou le délire donnent lieu de soupçonner que la maladie s'est portée aux poumons ou au cerveau.

Quelquefois, lorsque le mal est à sa fin, les restes de la matière morbilleuse, si elle n'a pas été totalement évacuée, se portent à la poitrine, et produisent la toux, l'inflammation et même la phthysie.

Ainsi que le pronostic, le traitement varie suivant la nature des symptômes, la complexion, l'âge du malade, etc.

Lorsque la rougeole est bénigne, on peut en commettre le traitement à la nature, et s'en tenir aux boissons délayantes, telles que les décoctions ou les crêmes d'orge et les émulsions.

Si au contraire la maladie est accompagnée de symptômes alarmans, le médecin doit surveiller sans cesse l'état des forces, afin de les modérer, si elles sont excessives, et de les relever, si elles sont défaillantes.

Au commencement de la maladie, dans son état, comme à sa fin, la saignée est indispensable toutes les fois que le pouls est plein et dur.

S'il existe des signes de saburre, un vomitif est nécessaire.

Dans l'année 1772, il régna des rougeoles et des fièvres putrides de très-mauvais caractère, et souvent ces deux maladies conspiraient à-la-fois chez le même sujet ; en ce cas, un seul vomitif n'était pas toujours suffisant; souvent il fallait le réitérer, et, bien loin que cette répétition fût nuisible, j'ai toujours vu les deux maladies parcourir ensuite leurs différens tems sans accidens et avec bénignité.

Les vomissemens spontanés qui ont souvent lieu lors de l'invasion de la rougeole, ne sont pas toujours une raison pour recourir aux émétiques ; car ces vomissemens cessent, dès que l'éruption est terminée, à moins qu'ils n'aient pour cause un amas de bile corrompue dans l'estomac.

Si la fièvre est exorbitante, et s'il n'y a pas de diarrhée, on fera usage des potions salines auxquelles on ajoutera l'oximel.

Les acides sont contr'indiqués par la toux, les acidules seuls doivent être admis dans ce traitement.

Les boissons les plus convenables sont l'eau d'orge, les décoctions de chiendent, de guimauve, acidulées et édulcorées avec l'oximel.

Si le sujet est faible et languissant, la saignée, les lavemens et les rafraîchissans seraient contraires. HOFFMANN rapporte que trois enfans périrent par l'usage soutenu du nitre qu'un médecin leur avait prescrit à contre-temps. En effet, souvent la respiration n'est laborieuse que parce que l'éruption est tardive; et on la provoquera efficacement par les boissons tièdes, légèrement diaphorétiques, comme l'infusion de fleurs de sureau, et un régime plus échauffant.

Si le pouls est petit et faible, on appliquera des vésicatoires; et, s'ils ne suffisent pas pour ranimer la circulation, on aura recours à de légères doses de camphre.

Le symptôme qui tourmente le plus les malades dans la rougeole, est la toux. On la combattra par les moyens le plus directement opposés aux causes qui la produisent.

Si elle est séche, l'inspiration de la vapeur d'eau tiède produit souvent de bons effets.

Si les forces se soutiennent encore, et si la toux n'est pas excitée par une acrimonie particulière, on parviendra à la calmer par la décoction émolliente et résolutive (n°. 41) : on pourra aussi donner, de tems à autre, quelques cuillerées à café de sirop de guimauve.

Les substances huileuses conviennent bien rarement, car elles rancissent promptement dans un estomac débile (1).

____

(1) Les huiles sont bien rarement admissibles dans le traitement des maladies aigües ; car en pareil cas, l'état de l'estomac et du canal intestinal est tel que nécessairement elles passent plus difficilement et plus lentement, et restent par-conséquent plus long-tems exposées à l'action des causes propres à les dépraver. Mais en supposant même que leur trajet ne soit ralenti par aucune cause pathologique, il est bien difficile qu'elles puissent parcourir cette longue circonvolution des intestins plus ou moins enflammés ou disposés à l'inflammation, sans subir aucune altération et sans contracter de qualités nuisibles. Elles passent assez rapidement par les intestins grêles ; mais quoiqu'elles y séjournent moins, elles peuvent s'y altérer davantage, car on sait que cette portion du tube intestinal est celle où l'inflammation a le plus souvent son siège, et où elle fait le p'us de progrès. D'ailleurs dans les maladies dont il s'agit, il est difficile, quelqu'attention qu'on ait eu d'évacuer les premières voies, qu'elles soient

Quelquefois la toux est produite par l'afflux immodéré d'une humeur âcre et séreuse à la poitrine. En ce cas, le larmoiement est plus fort, et l'éternuement plus fréquent pendant l'éruption ; une sérosité âcre découle abondamment des narines, et les crachats, si l'expectoration s'établit, sont ténus, déliés et aqueux.

Dans cette espèce, les adoucissans, la gomme arabique (n°. 42), la gomme adragant produisent de bons effets, ainsi que la décoction d'orchis, sur-tout lorsque le ventre est trop relâché.

Si ces moyens sont inefficaces, on donnera, de tems à autre, une dose convenable d'opium, jusqu'à ce que la toux soit calmée.

Le diacode qui est recommandé par un grand nombre de médecins comme un bon narcotique, est peu digne de ce nom (1). Sans doute les têtes

---

parfaitement nettes ; ces huiles s'y mêleront nécessairement avec les humeurs acrimonieuses, qui y sont restées ou qui s'y sont amassées de nouveau ; et ce ferment, eu égard à la chaleur du lieu, aura bientôt perverti des substances aussi susceptibles de s'altérer.

Que sera-ce si ces mêmes huiles, comme il arrive quelquefois, sont déja rances quand on les donne ? *Note du traduc.*)

(1) Le remède dont parle ici QUARIN, n'est point, comme

de pavots, sur-tout avant leur maturité, contiennent un principe somnifère, et personne ne niera qu'une forte décoction de ces mêmes têtes ne soit un puissant narcotique. Mais notre diacode est bien légèrement pourvu de cette vertu. En effet, on fait entrer dans sa confection la décoction de réglisse et de siliques douces ; mais cette décoction, déja presque saturée de la partie soluble de ces deux premiers ingrédiens, ne peut nécessairement se charger que très-légèrement de la partie extractive des pavots ; car, plus une décoction est

---

on le verra par la composition qu'il en donne, notre sirop de diacode dont la vertu somnifère ne saurait être contestée, et qui contient au moins un grain d'opium par once ; et même dans le codex de Paris, à la suite de l'ancienne formule du sirop de têtes de pavots, qui est celui de diacode proprement dit, on en trouve une autre, sous le titre de *sirop d'opium*, que plusieurs pharmaciens suivent préférablement à la première, et qui comporte deux grains par once. Cette dernière composition est plus sûre et a, sur l'autre, le double avantage de contenir une dose déterminée d'opium et de ne tenir en dissolution que sa partie gommeuse. Mais les apothicaires ne doivent point donner indistinctement l'un de ces sirops pour l'autre, sans que les médecins en soient instruits ou le demandent ; car, comme on l'a vu, la partie opiacée domine bien davantage dans le dernier. (*Note du traducteur.*)

compliquée, et moins elle contient de principes de chacune des substances qu'on y fait entrer. D'ailleurs le diacode est composé d'une seule partie de cette décoction et de deux parties de sucre. Il n'est donc pas étonnant qu'à la dose d'une once il ne produise aucun ou presqu'aucun effet narcotique. Il y a plusieurs années qu'ayant moi-même la rougeole, je pris, dans un espace de tems très court, cinq onces de diacode, sans qu'il me procurât de sommeil, et je n'observai pas même qu'il eut calmé la toux. Du reste, c'est un bon remède si on le donne seulement en vue d'adoucir.

La rougeole est souvent accompagnée d'une diarrhée symptomatique, et caractérisée telle par l'abattement des forces et la faiblesse du pouls ; on doit se hâter de la combattre par les moyens prescrits dans les chapitres précédens.

Quelquefois les taches de rougeole disparaissent tout-à-coup, et de-là naissent les anxiétés, l'oppression et d'autres accidens graves. On doit se conformer en pareil cas aux règles que nous avons établies en parlant de la rentrée des miliaires (page 131 et suivantes.).

Dès que ces taches commencent à pâlir et à se

dessécher , on prescrira les purgatifs antiphlo-gistiques.

Les convalescens, en s'exposant inconsidéré-ment à un air trop froid , ou en mangeant des viandes sans discrétion, rappellent quelquefois la fièvre , et donnent même lieu à la péripneumonie. Cette rechute doit être traitée par la saignée , les émolliens , les résolutifs et les sels neutres.

Quoique les rougeurs aient disparu , la toux parfois ne laisse pas de persévérer, et il arrive même qu'elle dégénère en toux habituelle. On la combattra efficacement par l'usage de l'opium et par d'autres moyens qu'on variera suivant l'in-dication.

Ainsi, lorsque les malades sont replets , de légè-res saignées , réitérées de tems en tems, et de doux purgatifs leur seront avantageux. Si au con-traire, ils sont d'une constitution sèche , le petit lait leur convient. Sont-ils épuisés et menacés de consomption? on leur conseillera le lait coupé avec les eaux de Seltz, et l'air de la campagne; enfin, s'ils rendent des crachats purulens, la dé-coction de quinquina et de lichen d'Islande mêlée avec le lait produira les effets les plus salutaires.

Quelquefois l'œdême succède à la rougeole. On

On le dissipera par de légers purgatifs, l'écorce du Pérou, les frictions et l'exercice.

Ce qui a été dit au chapitre précédent, relativement à la diète, s'adapte également au traitement de la rougeole.

L'atmosphère des malades doit être d'une chaleur tempérée, car dans cette espèce, l'air froid convient moins, quoique l'air chaud ne convienne pas plus que dans les autres fièvres exanthématiques.

On prendra garde que les yeux des malades soient blessés par un jour trop éclatant. On doit même avoir la précaution de les fomenter, de tems à autre, avec un mélange de lait tiède et d'eau de roses, afin d'éviter l'ophtalmie que pourrait causer la sérosité acre qui en distille sans cesse.

Si, à la suite de la rougeole, les yeux restent enflammés, on y remédiera par les ventouses, les bains de pieds et les vésicatoires à la nuque.

Ceux qui relèvent de la rougeole doivent avoir l'attention, pendant quelque tems encore, de se garantir du contact de l'air froid.

CHAPITRE X.

DE L'ÉRYSIPÈLE.

L'ÉRYSIPÈLE est une tache superficielle et accompagnée de tension à la peau ; elle est d'un rouge clair qui disparaît quand on presse avec le doigt la partie affectée , et reparaît dès que la compression cesse ; aucune partie du corps n'en est exempte , mais il se porte plus ordinairement à la figure, et quelquefois le gonflement des paupières est tel que les malades ne peuvent plus les ouvrir.

L'érysipèle a son siège dans le tissu réticulaire de Malpighi ; aussi est-il essentiellement superficiel ; il se jette souvent d'une partie à l'autre, il s'élargit au moment de la résolution et s'étend en tous sens.

Les violens érysipèles sont parsemés de petites vésicules semblables aux phlyctènes que produit une brûlure.

Quand ces vésicules viennent à se rompre, il en découle une humeur visqueuse qui, en se desséchant, forme sur le visage une croûte très-adhérente, et qui ne se détache que plusieurs jours après.

Quelquefois l'érysipèle se presente sous l'aspect d'une tumeur volumineuse, formée par l'amas d'un ichor extrêmement acre qui, s'il n'est promptement évacué, corrode et ulcère la partie affectée ; d'où on le divise en ulcéré et non-ulcéré.

Il est encore une espéce d'érysipèle assez commun qu'on appelle habituel, à raison de ses retours fréquens.

Les symptômes de cet exanthême sont parfois assez légers ; d'autrefois son éruption est précédée de violentes douleurs de tête, de frissons, de chaleur et d'une soif ardente. La maladie va croissant pendant deux ou trois jours, reste un jour ou deux dans toute sa force, puis diminue et se termine par la desquammation. Mais il est des érysipèles dont la durée est de dix ou douze jours ; ces derniers se jugent ordinairement par les sueurs.

La cause de cette maladie paraît être une humeur acre, bilieuse, répandue dans le sang ; d'où il résulte que l'air humide, pluvieux, et les violentes affections de l'ame sont propres à la faire naître.

Les divers symptômes de l'érysipèle donnent

lieu à des pronostics différens. Tant que l'humeur érysipélateuse est fixée aux parties externes, la maladie est rarement dangereuse ; mais si la matière morbifique répercutée, vient à se porter à l'intérieur, cette métastase peut déterminer la frénésie, la léthargie, des angines mortelles, etc.

Un violent érysipèle est redoutable pour les vieillards ; il est dangereux s'il se joint aux blessures du crâne ; souvent il est fatal aux ascitiques.

En général, l'érysipèle est un indice fâcheux dans tous les genres d'hydropisies. L'érysipèle des mammelles, s'il est traité par les remèdes externes irritans et par les incrassans, se termine assez souvent par la suppuration, ou dégénère en squirre.

Si l'érysipèle noircit ou si le délire survient, il reste à peine quelque espoir de salut, suivant le témoignage de SORBAIT.

Si l'érysipèle de la face, quoique léger en apparence, est accompagné d'une grande inquiétude phisique et de délire, et si le pouls est inégal, la maladie est le plus souvent mortelle, car cet état de choses prouve que l'humeur érysipélateuse s'est portée sur les parties vitales bien plus qu'à l'extérieur.

Le traitement doit être adapté aux circonstances diverses de la maladie. S'il y a beaucoup de fièvre, et si le pouls est plein et dur, il faut débuter par la saignée qu'il sera même quelquefois nécessaire de répéter. Le sang tiré se couvre ordinairement d'une croûte inflammatoire, comme celui des pleurétiques.

S'il se présente des signes de saburre, il convient de faire vomir le malade.

Mais on se gardera d'employer un pareil moyen si, par suite de la répercussion de l'humeur érysipélateuse, il survient des vomissemens spontanés, car ils sont excités, non par les saburres des premières voies, mais par la présence de l'humeur exanthémateuse et son action sur l'estomac.

Si les malades sont tourmentés par la chaleur et par la soif, on tempèrera l'une et l'autre par les antiphlogistiques, le vinaigre, le nitre, le sel de seignette (tartrite de soude), l'antimoine diaphorétique lavé (oxide d'antimoine blanc par le nitre), le rob de sureau et le tamarin, afin de déterminer, de tems en tems, quelques évacuations alvines.

Les purgations trop fréquentes, sur-tout chez des sujets faibles et dont le pouls est petit et accéléré, aggravent la maladie et la prolongent.

Les médecins sont partagés d'opinion sur les

vertus de l'antimoine diaphorétique non lavé. Les uns le regardent comme une chaux inerte et nuisible, en tout semblable à la terre de pipe ; d'autres le condamnent comme un remède infidèle. BOERRHAVE est du premier avis. Mais l'accuser d'inertie, n'est-ce pas avouer son innocuité (1), et, d'autre part, est-il sans action si, ajouté aux purgatifs, comme le pense encore BOERRHAVE, il les rend plus stimulans ? SPIELMANN pense que le professeur de Leyde a été induit en erreur sur ce point par VIGAN.

Quant à l'antimoine diaphorétique lavé, TRIL-

---

(1) On peut poser, en thèse générale, que tout remède inert, s'il en est, est par cela même nuisible ; car un pareil médicament ne doit être considéré que comme un corps étranger dont la présence ne peut manquer de fatiguer plus ou moins l'estomac ; mais un inconvénient plus grand encore, c'est que, tandis que le médecin trompé sur les vertus prétendues d'un remède qui réellement en est dépourvu, en attend patiemment les effets, il perd un tems précieux, et manque l'instant favorable pour en employer d'efficaces ; et, sous ce rapport, un médicament, d'ailleurs nul, peut devenir extrêmement funeste, quoi qu'en dise l'auteur. Au reste, tous ses raisonnemens sur l'antimoine diaphorétique lavé ou non lavé, ne sont rien moins que satifaisans et se ressentent beaucoup de l'ancienne chimie et du tems où il écrivait. (*Note du trad.*)

I.ER(1) le rejette, non comme un oxide sans vertu , mais parce qu'il craint que ce même oxide se révivifie par laps de tems. Ne le prépare-t-on donc que tous les dix ou vingt ans à Wittemberg? Dans nos pharmacies , on le renouvelle au moins une fois chaque année, et en conséquence on peut le prescrire avec sûreté. Je le préfère à l'antimoine diaphorétique non lavé , soit parce qu'en administrant ce dernier, on ne sait jamais d'une manière précise quelle est la nature et la quantité des sels qu'il contient , soit parce qu'il n'est point un remède pur, et qu'il est très-inconstant dans ses effets. Il est même étonnant que les médecins puissent accorder quelque confiance à une préparation saline dont ils ne connaissent jamais bien la composition intime, puisque les sels qui y entrent, varient sans cesse, soit dans leur nature , soit dans leurs proportions. En effet, ces sels sont plus ou moins alkalins , suivant que l'antimoine a été plus ou moins calciné ; ils font effervescence avec les acides végétaux, et répandent une odeur d'eau forte (acide nitreux du commerce) extrêmement désagréable ; et c'est par cette même rai-

---

(1) Dispensat. pharmac. univers. tom. 2 , pag. 14.

son que, mêlés à la potion de rob de sureau (n°. 8), ils font également effervescence, et la rendent nauséabonde.

Les boissons doivent être abondantes et composées de délayans et d'acidules, comme l'eau d'orge avec l'oximel, la décoction d'oseille, la limonade.

Généralement il faut s'abstenir des sudorifiques et éviter le régime échauffant.

Si cependant la maladie reconnaissait pour cause la suppression de la transpiration, on travaillerait à rétablir cette évacuation par la douce chaleur du lit et par les autres moyens propres à la provoquer, comme la décoction de chiendent, de fenoüil, de fleurs de sureau, à laquelle on ajouterait l'antimoine diaphorétique et le sirop des cinq racines.

On peut aussi dans ce cas donner avec avantage l'infusion théiforme, au lieu de la décoction de fleurs de sureau, lequel est très-efficace dans l'érysipèle, de quelque manière qu'on l'emploie.

Mais les sudorifiques majeurs et les remèdes très-échauffans seraient dangereux.

Si l'érysipèle se porte d'un lieu à un autre, et s'il attaque une partie plus essentielle à la vie, il est instant de recourir aux révulsifs ; si les forces sont trop exaltées, la saignée est indiquée, ainsi que les pédiluves et tout l'appareil antiphlogistique; si au contraire elles sont languissantes, on les relèvera au moyen des vésicatoires et du camphre donné à doses modérées.

Il est une sorte d'érysipèle épidémique dont les symptômes sont : le vomissement, la faiblesse du pouls, les céphalalgies violentes et l'enflure de toute la figure ; à la suite de ce genre d'érysipèle, il reste une croute comme dans la petite verole. Ici la méthode antiphlogistique serait mortelle, et les alexi-pharmaques, l'écorce du Pérou et les vésicatoires produisent les effets les plus avantageux.

L'érysipèle habituel doit être combattu par divers moyens. S'il reconnaît pour cause une humeur bilieuse, le plus souvent en ce cas le foie se trouve légèrement obstrué, ce que l'on reconnaîtra à la couleur jaune des yeux et à la saleté de la langue. Les fruits d'été, le petit lait, les sucs de pissenlit et d'oseille seront très-salutaires en cette circonstance, en interposant de tems en tems quelques purgatifs, tels que le rob de sureau, les tamarins, la crême de tartre (tartrite acidule de potasse), les sels neutres.

On évitera avec soin les spiritueux et tous les échauffans.

Quelques sujets sont d'une sensibilité telle qu'il leur survient des érysipèles, à chaque mutation dans la température de l'atmosphère.

Les diaphorétiques doux leur conviennent pendant les paroxismes ; dans les intervalles , tous les efforts de l'art doivent tendre à les fortifier , et dans cette vue on leur conseillera les frictions, l'exercice, le quinquina , les martiaux. Ces malades doivent se garantir de l'air froid ou humide et des vents-coulis , et éviter les purgatifs qui nuisent essentiellement à la fonction de la transpiration.

Les remèdes externes varient ainsi que les internes suivant la nature de l'érysipèle. Lorsque le mal est léger , il suffit d'y appliquer des sachets remplis de fleurs sèches de sureau , de camomille , avec un peu de farine de fèves torréfiées.

Mais, si l'érysipèle est violent et la partie affectée très-tendue et luisante , on mettra en usage les fomentations émollientes et légèrement fondantes , comme le lait dans lequel on aura fait bouillir la fleur de sureau ; les applications sèches et terreuses, dont il va être parlé, seraient nuisibles en ce qu'elles durciraient la peau, et empêchêraient la transpiration de l'humeur érysipélateuse.

Les petites vésicules, dont l'érysipèle est quelquefois parsemé , exudent une humeur corrosive qui ulcèrerait bientôt les parties où on la laisserait séjourner. C'est en pareil cas qu'on appliquera avec succès les substances terreuses et absorbantes , telles que les poudres rouge ou blanche du dispensaire de Vienne contre l'érysipèle (1). On aura

---

(1) Comme le dispensaire de Vienne est un ouvrage très-rare en France , je rapporterai ici les formules de ces poudres, rouge et blanche , contre l'érysipèle.

Poudre blanche.

Prenez Céruse. . . . .
         Craie de Cologne. . . .
         Tuf. . . . .
         Tutie préparée. . . aa . 2 onces.
         Sucre de Saturne. . . . 2 gros.
Pulvérisez , mêlez et conservez pour l'usage.

Poudre rouge.

Prenez Fleur de farine torréfiée. . 6 onces.
         Plomb calciné. . . . .
         Bol d'Arménie . . aa . 2 onces.
         Mastic choisi. . . . .
         Oliban. . . . . . .
         Céruse. . . . aa . 1 once.
Réduisez en poudre très-fine et mêlez.

On peut aussi, si l'on veut, ajouter , aux substances ci-dessus ,   Camphre. . . . . . . 1 gros et dem.

Des lotions appropriées et très-fréquentes me paraissent

soin d'ouvrir les vésicules ainsi que ces tumeurs que nous avons dit, au commencement de ce chapitre, être formées par l'amas d'une sérosité extrêmement acre, et on les pressera légèrement pour en expulser l'humeur qu'elles contiennent, laquelle, par sa présence, cautériserait bientôt les parties subjacentes.

Les substances résineuses, huileuses, grasses doivent être bannies du traitement de l'érysipèle. Elles répercutent l'humeur, et la gangrêne ne tarde pas à suivre la répercussion, comme on a pu l'observer assez souvent.

Quelques médecins recommandent l'usage extérieur des préparations de plomb contre l'érysipèle. Mais ces applications produisent fréquemment sur le corps humain des effets très-fâcheux, comme l'a prouvé fort au long le savant BRAMBILLA, chirurgien de l'empereur (1).

La suppuration, si elle survient dans l'érysipèle,

---

préférables à ces poudres, lesquelles doivent augmenter l'irritation locale et la douleur, ne fût-ce que comme substances sèches. Au reste, je n'en ai jamais tenté l'usage. (*Note du tr.*)

(1) Refflessioni fisico-medico chirurgiche. Pag. 24.

est lente, son produit de mauvaise nature, et la plaie dégénère facilement en ulcère(1).

Ce n'est pas cependant que dans cette maladie la suppuration soit toujours une terminaison fâcheuse. Le célébre STRACK (2) a observé un érysipèle épidémique d'une nature particulière lequel était mortel, si on ne parvenait à le faire suppurer, et tous les remèdes qui tendaient à rappeler l'humeur à la surface étaient salutaires, tandis que les résolutifs étaient funestes.

Si la partie devient livide et qu'on ait lieu de redouter la gangrène (3), il faut se hâter d'admi-

---

(1) La gangrène a quelquefois des suites moins longues et moins fâcheuses, dans l'érysipèle, que la suppuration, surtout si cette gangrène n'a été déterminée, comme il arrive assez souvent, que par l'irrégularité du traitement externe, plutôt que par la malignité de l'humeur morbifique ; car alors la mortification se borne assez facilement, tandis que l'ulcère érysipélateux gagne et s'étend nonobstant les moyens les plus puissans, et qu'il est quelquefois très-difficile d'en arrêter les progrès. Voyez HOFFMANN, HOME, PLATNER, HEVIN. (*Note du traducteur.*)

(2) Act. Mogunt. tom. I, pag. 321.

(3) DESAULT employait, avec le plus grand succès, les émétiques contre les érysipèles gangréneux qui, dans les hô-

nistrer l'écorce du Pérou et de fomenter l'érysipèle avec les décoctions aqueuses ou vineuses de rue , de scordium et de quinquina.

Dans l'érysipèle du visage , s'il s'élève sur la peau de grandes vessies de formes irrégulières , ou si la partie malade commence à devenir livide , il faut à l'instant , ainsi que dans le cas précédent, recourir au quinquina et lui adjoindre le camphre , si le pouls est petit et inégal.

---

pitaux sur-tout, surviennent assez fréquemment à la suite des plaies. Cette méthode , au reste , ne lui appartenait point ex-clusivement, comme quelques-uns ont paru le croire , et dès long-tems elle est en usage aux Invalides. (*Note du traduct.*)

CHAPITRE XI.

DE LA FIÈVRE SCARLATINE.

C'est à la fin de l'été que la fièvre scarlatine est le plus fréquente, et elle attaque principalement les jeunes gens.

Les signes avant-coureurs de cette maladie, sont : la prostration des forces, les frissons, l'anxiété, la chaleur et la fièvre. Le troisième ou le quatrième jour, il paraît à la peau des taches beaucoup plus rouges, plus larges et plus nombreuses que dans la rougeole; elles se manifestent d'abord à la figure, au cou et à la poitrine, puis sur le dos, sur le ventre et sur les membres. Leur couleur est telle que les parties affectées semblent teintes de vin rouge. Elles se soutiennent ainsi pendant quelques jours, et vers le huitième ou le neuvième de la maladie, pour l'ordinaire, la fièvre et les rougeurs disparaissent entièrement, et la cuticule se leve par écailles ; quelquefois il se fait une seconde et même une troisième éruption.

La fièvre scarlatine est sporadique ou épidemique ; cette dernière règne sur-tout vers l'équinoxe de printems , et elle est contagieuse.

On la distingue encore en bénigne et en maligne ; les symptômes de celle-ci sont , les vomissemens , les anxiétés , l'oppression à la région précordiale , de violentes douleurs de tête et la somnolence. L'intérieur de la gorge est très-rouge , la respiration est accélérée , laborieuse , et la déglutition difficile ; à ces symptômes toujours croissans succède la suffocation , si la maladie est négligée.

Vers le sixième ou septième jour après l'éruption , il se forme , sur les pieds et sur les mains , des pustules semblables aux miliaires , mais qui ne contiennent que de l'air , et ne sont produites que par l'élévation de l'épiderme boursouflé. Ces pustules s'accroissent , se rompent et la surpeau se lève.

PLENCICZ et ROSENSTEIN ont traité fort au long de la fièvre scarlatine.

Le pronostic varie suivant l'intensité de la maladie. La scarlatine bénigne ne demande presqu'aucun remède, si ce n'est une chaleur modérée, les boissons délayantes , théiformes , et un léger cathartique après la desquammation.

Il faut éviter l'usage des sudorifiques et veiller

à

à ce que les malades ne soient pas trop couverts, autrement une scarlatine bénigne dans le principe se changerait promptement en une maladie dangereuse et peut-être mortelle.

Si la chaleur est excessive, le vinaigre, le suc de citron, la décoction d'orge, l'oximel, etc., doivent être mis en usage, et, lorsque le ventre est serré, on ajoutera à ces boissons le sel polychreste (tartrite de soude) ou le sel de Glauber (sulfate de soude), et le nitre (nitrate de potasse). Enfin, s'il est nécessaire, on appliquera un sinapisme à la plante des pieds.

La scarlatine maligne comporte plus ou moins de danger, suivant que ses symptômes sont plus ou moins graves. Ainsi, le pouls petit et fréquent, la difficulté de la respiration et de la déglutition, l'abattement extrême des forces, etc., sont d'un présage sinistre.

Les remèdes applicables à cette maladie sont : les fortifians, les anti-putrides, et autres moyens de curation qui dérivent naturellement de ce que nous avons dit dans les chapitres précédens.

Le plus puissant de tous est l'écorce du Pérou administrée sous la forme la plus convenable aux circonstances diverses de cette fièvre.

Souvent les malades, et sur-tout les enfans,

ont une répugnance invincible pour ce médicament ; auquel cas, il est expédient de le leur donner en lavement.

Si la chaleur est très-forte et la soif ardente, on peut ajouter à l'écorce du Pérou les acides minéraux , jusqu'à agréable acidité.

Lorsque le pouls est petit et accéléré , et qu'il y a délire et tremblemens, les vésicatoires, le camphre , l'esprit de corne de cerf (ammoniaque de corne de cerf) , le musc sont indiqués comme il a été dit aux chapitres de la *fièvre putride* et de la *fièvre màligne*.

Quand la gorge est enflée et la déglutition difficile , on fera dans cette partie des injections avec un mélange d'eau , de miel et de vinaigre , et on appliquera au cou le cataplasme (n°. 43). Si le mal devient plus violent, on recourrera aux vésicatoires qu'on placera et au cou et à la nuque.

Il arrive quelquefois que deux ou trois semaines après la guérison apparente de la fièvre scarlatine, et lorsque déja les malades semblent jouir d'une santé complète , leurs forces dépérissent, l'enflure , qui d'abord se manifeste à la figure , gagne bientôt toutes les parties du corps ; les urines sont rares, semblables à la lavure de chairs et quelquefois sanguinolentes.

Ce cas se présente plus communément en hiver qu'en été, chez les enfans que chez les adultes, et sur-tout chez ceux qui, à la suite de la maladie, se sont exposés trop promptement à l'air froid. Si la leucophlegmatie résiste aux remèdes appropriés, l'infiltration gagne les parties essentielles à la vie, et les malades périssent apoplectiques ou suffoqués, dans le coma ou dans les convulsions (1).

Le danger est encore plus imminent si la fièvre se joint à la leucophlegmatie.

Les frictions, les transpirations au lit, la décoction de genièvre (n°. 44) à laquelle on ajoute l'oximel scillitique, et la teinture de rhubarbe (n°. 45) sont très-propres à prévenir cet accident; mais si ces moyens étaient infructueux, il faudrait recourir à ceux indiqués au chapitre de l'*hydropisie*. Voyez *Traité des maladies chroniques.*

---

(1) Voyez Mémoire sur l'anasarque, à la suite de la fièvre scarlatine, par G. Vieusseux, D. M. à Genève; ouvrage qui a mérité le suffrage de la société de médecine de Paris, et dans lequel on retrouve, en même tems, le médecin attentif et l'observateur judicieux. *(Note du traducteur.)*

DE LA FIÈVRE ORTIÉE.

Je ne dirai qu'un mot de l'urticaria ou fièvre ortiée.

Cette maladie est caractérisée par des pustules d'un rouge pâle à l'instar de celles qui résultent de la piqûre de l'ortie, par des demangeaisons et par une fièvre rémittente et comme catarrhale.

L'éruption a lieu le troisième ou le quatrième jour, et, pendant la desquammation des premières pustules, il en paraît ordinairement de nouvelles.

La fièvre ortiée cède très-promptement aux délayans et à la transpiration. Il en est cependant une espèce, de nature épidémique, dont la matière se porte fréquemment sur les poumons. On la combattra par l'eau de chiendent, de guimauve, l'infusion de fleurs de sureau, les vésicatoires et autres moyens qu'il est facile de déduire de ce qui a été dit dans les chapitres précédens.

CHAPITRE XII.

DES FIÈVRES INTERMITTENTES.

LES paroxismes des fièvres intermittentes ont trois tems différens, le tems du froid, celui de la chaleur et celui de la sueur.

Elles s'annoncent ordinairement par les lassitudes, la pandiculation, le frisson, la nausée, le vomissement, les douleurs de tête, etc.; le pouls, qui, pendant le froid de la fièvre, est faible et petit, devient plein et fort, au moment de la chaleur. Les urines pendant ce second tems sont plus colorées, la sueur arrive enfin, et termine l'accès dont il ne reste que la faiblesse qui en est presque toujours la suite.

Les fièvres intermittentes se divisent en vernales et en automnales. Les premières règnent ordi[illegible] rement depuis le mois de fevrier jusq[illegible] d'août, et les secondes se propagent de [illegible] d'août j'usqu'au mois de fevrier. [illegible] quelquefois que les automnales [illegible] le mois de juin, et d'autrefois elles ne se constituent qu'à la fin de septembre.

On les distingue aussi à raison de leur apyrexie, c'est-à-dire de l'intervalle qui sépare les paroxismes, en quotidiennes, en tierces et en quartes, et on subdivise encore celles - ci en double, en triple tierces, en double, en triple quartes.

La fièvre quotidienne attaque principalement les enfans et les sujets faibles, elle paraît sur-tout au printems et elle est très-opiniatre de sa nature (1) ; les premiers accès arrivent ordinairement le matin. La quotidienne est rare (2), et on prend souvent

---

(1) RHODIUS rapporte l'exemple d'une fièvre quotidienne intermittente qui dura quatre ans. Cent. 1. observ. 5. (*Note du traducteur.*)

(2) MERCURIAL dit ne pas en avoir observé une seule dans quarante ans de pratique. Quelques médecins, MULLER et SÉNAC entr'autres, vont plus loin, et nient qu'il y ait une fièvre quotidienne dans la véritable acception du mot. SYDENHAM laisse la question indécise. GALLIEN et ses assècles reconnaissent l'existence de cette fièvre, et comme ils admettent trois sortes d'humeurs outre le sang, ils attribuent la fièvre tierce à la bile, la quarte à la mélancolie, et ils assignent, pour compléter leur théorie, la pituite excrémenteuse comme cause de la quotidienne. WILLIS ne doute pas qu'elle existe, et il la fait naître d'une dyscrasie particulière du sang ;

pour elle la double tierce (1). RIVIERE rapporte que, sur six cents malades sujets à des accès fébriles quotidiens, il en avait à peine observé un qui eût véritablement la fièvre quotidienne.

La quotidienne diffère de la double tierce en ce que les accès de celle-ci se correspondent de deux jours l'un et non du jour au lendemain. Il est donc essentiel, pour bien distinguer le vrai type des fièvres intermittentes, d'observer le moment de l'invasion de l'accès.

La fièvre tierce est plus particulièrement la maladie des jeunes gens, des sujets bilieux et de ceux qui exercent beaucoup leur corps. Elle est accompagnée d'un grand froid avec craquement de dents, puis, d'une chaleur acre et mordicante, d'une soif plus forte et de douleurs de tête plus violentes que dans la fièvre quotidienne.

La fièvre quarte est celle qui observe le type le plus régulier. Ses accès ont lieu pour l'ordinaire après midi. Le froid est plus modéré mais plus

------

voyez la description qu'il en donne, cap. 5, de febr. (*Note du traducteur.*)

(1) La triple quarte pourrait aussi, par erreur, être regardée comme une quotidienne intermittente. (*Note du traducteur.*)

long que dans la tierce ; la durée de la chaleur est communément de cinq à six heures.

Outre les intermittentes régulières , on remarque aussi des fièvres erratiques dont le type est incertain , et qui n'observent aucun ordre dans le retour de leur accès.

Viennent enfin les fièvres intermittentes masquées qui empruntent la physionomie de différentes maladies , telles que la pleurésie , le cholera , l'apoplexie , etc. Elles sont ordinairement occasionnées par un mauvais régime ; les malades se plaignent d'une innappétence complète , leurs urines ressemblent à celles de cheval , et ce qui aide encore à dévoiler la véritable nature de ces maladies insidieuses , c'est qu'elles paraissent dans les mêmes tems où règnent les fièvres intermittentes et rémittentes. Quelquefois cependant il n'est pas aisé de les discerner , si ce n'est par le périodisme de leurs exacerbations. LAUTER médecin de Luxembourg nous a donné une excellente histoire de ces sortes de fièvres.

Il est bien difficile d'assigner la cause prochaine de la fièvre ; et, suivant la judicieuse remarque de BAGLIVI (1), rien n'est mieux connu que la

____

(1) Parænes. ad medic. de instituenda medendi methodo popularibus accommodata.

fièvre, s'il s'agit de ses divers phénomènes, et rien ne l'est aussi peu, si l'on veut parler de sa nature et de sa cause immédiate.

Il est vraisemblable, suivant la pensée de VAN-SWIETEN, que le principe fébrile réside dans les nerfs ou dans le fluide nerveux.

Les causes éloignées et prédisposantes de la fièvre sont de différens genres.

Les fièvres automnales doivent ordinairement leur origine à la bile putride amassée dans les premières voies. Quelquefois c'est une matière glutineuse qui farcit les intestins et produit la fièvre ; d'autrefois elle a pour cause l'insalubrité d'un air marécageux, les passions de l'ame, etc. La quarte est le plus souvent occasionnée par les alimens cruds et de dure digestion, par la vie sédentaire, par des froids extraordinaires en automne, ou par la galle répercutée.

Le pronostic des fièvres intermittentes varie en raison de la saison, de la constitution, de l'âge et de l'idio-syncrasie du sujet.

Souvent les vernales bénignes cessent spontanément après le septième accès.

Quelquefois les automnales résistent opiniâtrement à tous les efforts de l'art, elles ont de fréquens retours pendant l'hiver, et guérissent d'elles-mêmes au printems. C'est pourquoi Celse a dit (1) : « La fièvre quarte d'été est courte, celle ,, d'automne est presque toujours de longue durée, ,, sur-tout si elle commence aux approches de ,, l'hiver. ,,

Les fièvres sont plus rebelles dans les tems humides et pluvieux que dans les tems secs.

On observe parfois des intermittentes épidémiques d'une nature si bénigne qu'elles cèdent d'elles-mêmes après un ou deux paroxismes.

Une fièvre légère de sa nature peut devenir mortelle, si elle attaque des sujets épuisés, cacochymes, des femmes grosses, ou si elle se joint à une maladie chronique.

Il n'est pas rare de voir des vieillards suffoqués dans le frisson de la fièvre quarte ; et au contraire, Sydenham a observé avec étonnement que des enfans au berceau étaient en proie à cette même

---

(1) Cet aphorisme est d'Hippocrate (*) et non de Celse qui (**) n'a fait que l'emprunter du père de la médecine. (*Note du traducteur.*)

(*) V. sect. 2, aph. 25.
(**) Lib. 2, cap. 8.

fièvre pendant plusieurs mois , sans en être op-
pressés.

La fièvre quarte est la plus opiniâtre des fièvres
intermittentes. Si elle prend naissance en automne ,
et si elle est accompagnée d'obstructions considérables des viscères , à peine est-elle curable dans
cette saison ; elle persévère presque toujours l'hiver
entier et jusqu'à la renaissance du printems.

Avant d'en venir au traitement des fièvres intermittentes , il me paraît convenable de rappeler ,
pour la seconde fois , ce principe du grand SYDE-
NHAM : « La fièvre n'est qu'un instrument dont se
» sert la nature pour séparer les humeurs impures
« des humeurs saines , et chasser hors du corps ,
» celles qui nuisent à la liberté de ses fonctions. »
D'où il résulte qu'il est quelquefois nécessaire de
laisser la fièvre se prolonger ; elle opère , à la
longue , la résolution des obstructions les plus
opiniâtres , et combat avec efficacité les disposi-
tions aux maladies chroniques , en portant , par
le mouvement qui lui est propre , les fondans les
plus puissans jusqu'aux extrémités capillaires des
vaisseaux. Suivant le témoignage de GALLIEN , la
fièvre quarte a guéri plus d'une fois l'epilepsie , la
lèpre , les varices , les engorgemens de la rate et
des autres viscères. BOERRHAVE a remarqué que

les hommes qui parvenaient à la vieillesse la plus avancée, avaient eu le plus souvent, à la fleur de leur âge, la fièvre quarte, la plus longue, comme nous avons dit, de toutes les intermittentes.

Les fièvres intermittentes requièrent deux genres de traitemens, l'un propre au paroxisme, l'autre à l'apyrexie.

Les remèdes indiqués pendant l'accès sont les délayans, lesquels disposent la matière fébrile à être évacuée, soit par les selles, ou par les urines, soit par les sueurs, ou par le vomissement.

Pendant le froid de la fièvre, les malades doivent user de boissons un peu chaudes et propres à provoquer la transpiration, comme l'infusion de fleurs de sureau et la décoction des cinq racines.

On évitera l'usage des remèdes aromatiques et des forts stimulans ; car, même pendant le froid fébrile, la chaleur réelle du corps ne laisse pas d'être plus forte que dans l'état de santé. VAN-SWIETEN a vu un jeune homme, attaqué d'une fièvre vernale, à qui on donnait, avant l'accès, cinq gouttes d'huile de girofle long-tems triturées avec du sucre, afin de combattre la violence du frisson ; ce remède incendiaire enflamma la poitrine et détermina une pleurésie mortelle.

Pendant la chaleur fébrile, les boissons qui

conviennent sont les délayans acidules , comme l'eau d'orge avec l'oximel , la limonade ; et si l'ardeur est extrême, les acides minéraux, étendus dans quelques liquides appropriés, seront en même tems agréables et très-avantageux aux malades.

Les fébricitans doivent boire souvent , mais à petites doses , dans la crainte d'exciter le vomissement ou les anxiétés par une trop grande distension de l'estomac.

Si les malades sont très-faibles , on peut leur accorder un peu de vin après l'accès.

Le linge de corps et de lit doit être renouvelé après les sueurs ; car il serait à craindre qu'appliqué immédiatement et tout mouillé sur le corps , il occasionnât le retour du frisson , ou que la matière transpirée , pompée par les vaisseaux absorbans , fût reportée de nouveau dans le torrent de la circulation.

On doit aider le vomissement spontané , qui quelquefois survient pendant l'accès, par la boisson d'eau tiède.

Le traitement qui convient hors du paroxisme doit être modifié suivant l'âge , le tempérament , les causes fébriles , les symptômes et la constitution actuelle.

La cause de là fièvre une fois connue , tout l'art

consiste à combattre et à détruire cette même cause.

L'amertume de la bouche et les nausées, s'il n'y a d'ailleurs aucune contr'indication, exigent un vomitif qu'on administrera au tems de l'apyrexie.

VAN-SWIETEN (1), en parlant des fièvres inter-mittentes, veut qu'on se hâte d'évacuer la bile putride contenue dans l'estomac, dans la crainte qu'elle s'y déprave davantage par un plus long séjour ; il ajoute même que dans les automnales sur-tout, il est souvent nécessaire de répéter le vomitif.

Il est sage, avant de faire vomir les malades, de faire passer quelques gros de sels neutres pour inciser les matières glutineuses et les disposer à être évacuées.

Les émétiques, dans les fièvres intermittentes, ont le double avantage d'évacuer la saburre et de bouleverser la matière fébrile. Les vomissemens, en secouant violemment les intestins, discutent et chassent les matières tenaces qui s'y sont fixées.

La méthode que je préfère pour faire vomir, consiste à faire dissoudre trois ou quatre grains

_____

(1) Tom. 2 , pag. 54.

de tartre émétique (tartrite de potasse antimonié)
dans une livre d'eau , et à donner de tems en tems
une dose de cette dissolution , jusqu'à ce que le
malade ait suffisamment évacué.

Si le vomitif est contr'indiqué , ou si l'on ne
reconnaît aucun signe de saburre , et si cependant
il y a inappétence , tension de l'abdomen , pa-
resse du ventre , sur-tout chez les malades qui ,
en santé , vivent splendidement , on substituera
les purgatifs au tartre émétique.

Les purgatifs qu'on doit préférer , dans le cas où
la chaleur et la soif sont très-fortes et les urines
très-colorées , sont : les tamarins, la crême de tartre (tartrite acidule de potasse) et l'eau laxative(1).
Dans toute autre circonstance , on pourra faire
usage du sel d'Epsom (sulfate magnésien) , du
sel de Glauber (sulfate de soude), du sel de Carlsbad (2) et de la poudre cornachine.

Triller (3) prétend qu'il résulte quelquefois

---

(1) Voy. pag. 18 , note (1).

(2) Le sel de Carlsbad , petite ville de Bohême , peut être
remplacé par ceux d'Epsom , de Sedlitz et de Seidschutz. Voy.
Hoffmanni *et* Bergeri *commentationes de thermis carolinis*, *et*
Schulzii *theses de materia medica*, § 26 et suiv. (*Note du trad.*)

(3) Dispens. pharmac. universal. pag. 529.

des inconvéniens très-graves de cette poudre, et qu'elle participe aux qualités malfaisantes que contracte l'antimoine diaphorétique trop long-tems conservé.

Ce que nous avons dit, au chapitre de l'*érysipèle*, pag. 181, relativement à l'antimoine diaphorétique non lavé (oxide blanc d'antimoine par le nitre) retrouve encore ici son application. d'ailleurs il est presque certain que l'antimoine diaphorétique lavé et la crême de tartre ajoutent infiniment peu à la vertu purgative de la scammonée, avec laquelle on ne les mêle que pour éviter la réunion et la cohérence des particules de cette résine, ce qui donnerait lieu aux tranchées et à de violentes coliques ; c'est dans le même but que d'autres ajoutent au diagrède la poudre de corne de cerf, au lieu de l'antimoine et de la crême de tartre. Au reste je ne vois aucun inconvénient à employer le premier mélange, car l'antimoine peut y être ajouté à chaque instant, sans qu'il soit besoin de préparer à la fois une grande quantité de cette poudre, et sans qu'on ait lieu de craindre par conséquent qu'elle vieillisse et s'altère dans les pharmacies.

On peut composer, en faveur des malades qui ont une grande aversion pour les remèdes, un

purgatif

purgatif efficace et moins désagréable en même tems avec deux livres de bouillon de viande non salé, auquel on ajoutera une once ou dix gros de sel de seignette (tartrite de soude), et ils en boiront une tasse de tems en tems jusqu'à ce qu'ils soient purgés.

Les purgatifs sont plus nécessaires dans les fièvres automnales que dans les vernales.

On doit éviter, dans le traitement des unes et des autres, les évacuations excessives, et sur-tout dans les fièvres de printems. Elles ne pourraient que prolonger la maladie et quelquefois même faire naître l'hydropisie.

Les fièvres vernales chez les sujets jeunes et sanguins prennent souvent un caractère inflammatoire. Alors le pouls devient plus dur et plus plein et la respiration plus laborieuse, sur-tout si les malades ont fait précédemment abus des liqueurs spiritueuses, ou si, chez eux, quelques évacuations sanguines habituelles ont été ou supprimées, ou retardées, auquel cas la saignée est indispensable ; elle est également nécessaire dans les fièvres automnales même, si elles sont accompagnées des symptômes énoncés ci-dessus.

Après avoir pourvu aux évacuations des premières voies, si la chaleur et la soif augmentent,

Tome I. O

et si les urines se colorent davantage , les remèdes antiphlogistiques , comme le suc de citron , le vinaigre avec le sel polychreste (tartrite de soude) ou le nitre produiront d'excellens effets.

Il n'est pas rare , en automne sur-tout, de voir des fièvres qui dans leur origine affectent les mêmes symptômes que la fièvre putride. Dans cet état de choses , les acides minéraux joints aux sels neutres sont très-avantageux.

Quelquefois , et principalement après un été très-chaud , les fièvres automnales sont accompagnées d'une légère inflammation du foie ; ce que l'on reconnaît aux symptômes suivans : les urines sont d'un jaune rouge , les yeux ictériques , la soif ardente , les déjections alvines très-rares , les hypocondres , et sur-tout le gauche , tendus , avec une douleur fixe du même côté.

Les remèdes qu'on doit mettre en usage dans cette circonstance, sont les fondans avec les acides et les purgatifs antiphlogistiques. On peut faire différens composés avec les décoctions de pissen-lit , de chiendent, de chicorée , le tamarin , le suc de citron , le vinaigre , le cristal de tartre (tartrite acidule de potasse) , le sel de Glauber (sulfate de soude) , etc. (n°. 46). On donnera pour boisson la décoction d'orge avec l'oximel ou le petit lait , et on prescrira les lavemens émolliens avec le miel.

Cette méthode est également applicable au cas où la couleur jaune des yeux et les urines safranées dénotent une cacochymie bilieuse et l'obstruction du foie, quoiqu'il n'y ait d'ailleurs aucun signe d'inflammation même légère.

On doit en général, dans toutes les fièvres intermittentes et sur-tout dans la fièvre quarte, rechercher soigneusement s'il n'y a pas d'obstruction dans les viscères, et s'il en existe, insister sur l'usage des fondans jusqu'à ce que les hypocondres aient repris le degré de mollesse qui leur est propre, et que la couleur de la face soit plus naturelle.

Les sucs de racines de chiendent et de pissenlit avec addition de sel polychreste (tartrite de soude) ou de terre foliée de tartre (acétite de potasse) sont très-efficaces en ce cas ; car les sels neutres ont le double effet de fondre les obstructions et de débarrasser les premières voies des matières glutineuses dont presque toujours elles sont engouées.

J'ai vu très-peu de malades dont l'estomac fût fatigué par les sels neutres, et j'ai guéri complètement et sans retour une multitude de fièvres intermittentes, sans employer d'autres moyens curatifs que ces mêmes sels.

Les fondans, donnés pendant l'intermittence et portés ensuite par le mouvement fébrile dans les vaisseaux obstrués, font effort contre les embarras qui nuisent à la liberté de la circulation, et finissent par les détruire. Cependant ces remèdes conviennent moins aux sujets débiles en ce qu'ils augmentent la faiblesse en provoquant les sueurs, lesquelles ne peuvent être que préjudiciables.

Dans les obstructions des viscères abdominaux, il faut oindre les parties affectées avec l'onguent d'althéa, sur-tout dans le cas où le colon transverse engorgé forme, comme il arrive parfois, par sa courbure près la rate, une tumeur qui ferait croire au squire de ce dernier organe.

On appliquera avec succès, sur les obstructions, lorsqu'elles sont très-dures et rénitentes, l'emplâtre de cigue.

En ce dernier cas, les purgatifs drastiques sont nuisibles ; car ils affaiblissent les malades, et en évacuant la partie la plus fluide des humeurs, ils augmentent l'induration préexistante et la rendent presqu'irrésoluble.

Quelquefois les premières voies se trouvent chargées d'une pituite épaisse et tenace, ce qu'indique la pâleur de toute l'habitude du corps et des urines, et ce qui arrive sur-tout à ceux qui précédemment ont mené une vie sédentaire, qui ont fait un usage habituel d'alimens cruds, ou qui ont habité des lieux bas et humides. Ces malades ne supportent pas les farineux, ils sont soulagés par les aromates, et ils éprouvent dans la région de l'estomac, après avoir pris de la nourriture, une pésanteur, un sentiment de froid inaccoutumés, et une réplétion plus grande que dans l'état de santé. Les extraits amers, aidés des gommes férulacées (n°. 47), leur conviennent donnés au tems de l'apyrexie.

Lorsque les fièvres intermittentes, ne cèdent point aux remèdes que nous avons indiqués jusqu'ici, il faut se hâter de les mettre en fuite par des moyens plus efficaces; car en traînant en longueur, elles usent les forces, augmentent l'acrimonie des humeurs, et donnent lieu aux mêmes maladies que celles qui résultent de leur guérison prématurée, savoir l'ictère, la cachexie, l'hydropisie.

Le plus puissant et le plus prompt de tous les fébrifuges est, sans contredit, le quinquina.

Un médecin recommandable (1) a dès long-tems observé qu'on pouvait en toute sûreté administrer

____

(1) MICHAELI, della febbre, pag. 3o5.

ce remède, pendant la grossesse, aussi bien qu'au tems des règles ou du flux hémorrhoïdal, et qu'il ne supprimait ni les urines, ni les sueurs, ni aucune autre évacuation salutaire.

On peut prescrire l'écorce du Pérou, soit en potion (n°. 48), soit en bols (n°. 49), suivant le desir du malade.

J'ai reconnu que la poudre de quinquina est infiniment plus efficace dans les fièvres intermittentes que son extrait ou sa décoction. MONTANUS, d'après sa propre expérience, enseigne que l'écorce du Pérou, donnée en substance, a bien plus de vertu que préparée avec beaucoup d'art, ou au feu.

Si les malades n'y ont pas une trop forte répugnance, la meilleure manière est de l'administrer en poudre délayée dans quelque liquide approprié. Car souvent il arrive que, donné en bols, le quinquina occasionne des pésanteurs et de l'oppression au ventricule; ce qui vient peut-être, comme le pense PERCIVAL, de ce que, sous cette dernière forme, il demande bien plus de tems pour être convenablement élaboré dans l'estomac.

Je joins les sels neutres au quinquina, à moins que la fièvre ne soit accompagnée de diarrhée; car, si on le donne seul et en substance, souvent il fatigue l'estomac et serre le ventre au point que les malades ne rendent qu'avec beaucoup de peine et en petite quantité, des matières rondes très-dures et semblables à des crottes de chèvre. C'est par cette raison que GAUBIUS ajoute deux gros de sel polychreste (tartrite de soude) à une once de poudre de quinquina.

La dose d'écorce du Pérou doit être variée au gré des circonstances. La dose ordinaire dans la fièvre quotidienne est de six gros pris dans l'intervalle de chaque accès ; on en donne une once dans la tierce, et une once et demie dans la quarte, toujours pendant l'intermittence.

Quand les paroxismes, en se prolongeant successivement, rendent de jour en jour l'apyrexie plus courte et donnent lieu de craindre que la fièvre devienne continue, il faut s'empresser de donner le quinquina, dès que l'accès est à son déclin et que la grande chaleur est calmée.

La fièvre ayant cédé à l'énergie du remède administré comme il vient d'être dit, il est prudent d'en continuer l'usage, par demi-doses seulement, pendant l'espace de deux apyrexies, afin de confirmer la cure et d'éviter la rechute. Cette précaution est sur-tout nécessaire dans les tems humides et froids, chez les vieillards et dans les constitutions épidémiques.

VAN-SWIETEN veut que les malades qui viennent d'être délivrés de la fièvre quarte par le quinquina, le reprennent de nouveau huit jours après la cessation des paroxismes, et qu'après une seconde huitaine, ils y reviennent encore une troisième fois ; car, ajoute-t-il, plus les fièvres intermittentes ont été tenaces et opiniâtres, et plus il est difficile de les détruire radicalement (1). Suivant SYDENHAM et MORTON, quoique la fièvre tierce soit terminée, on ne doit pas moins continuer, quelques jours encore, l'usage de l'écorce du Pérou.

La récidive, si elle a lieu, à la suite de la fièvre tierce, arrive ordinairement l'un des jours de la seconde semaine après son interruption. La quotidienne et la quarte se manifestent de nouveau dans le cours de la troisième (2). D'où il résulte que, pour prévenir certainement toute rechute, il est prudent de donner encore le quinquina aux convalescens, à l'une ou l'autre de ces deux époques, suivant le type de la fièvre qui a précédé, et dans celles qui ont affecté un caractère très-

____

(1) Tom. 2, pag. 539.
(2) WERLHOFF.

obstiné, il est quelquefois nécessaire d'y revenir, non seulement une seconde, mais une troisième et même une quatrième fois.

Une fièvre intermittente qui, par le prolongement de ses accès, est sur le point de devenir continue, soit spontanément, soit par l'effet d'un régime échauffant, exige de plus fortes doses de quinquina. Ce fut ainsi qu'en 1770, où il régnait une épidémie de ce genre, presque tous les malades qui n'usèrent pas à très-grandes doses de ce remède, éprouvèrent des rechutes.

Le célèbre PETERSEN a donné dans certaines fièvres epidémiques, jusqu'à une demi-livre de quinquina en substance, et jusqu'à deux livres et demie en décoction; en effet, en prit-on au-de-là du besoin, il n'en résulte aucun inconvénient (1); tandis que si la dose

---

(1) L'expérience m'a appris qu'il n'était rien moins qu'indifférent de prendre des doses trop fortes de quinquina, même dans les cas où il est le mieux indiqué; et d'abord il est des estomacs qu'affectent les doses les plus légères de ce médicament; tout le monde sait que, lors même qu'elle guérit la fièvre, l'écorce du Pérou a l'inconvénient de produire des engorgemens dans les viscères, des obstructions et quelquefois l'hydropisie. » J'ai vu une femme, dit CASTELLIER (*des*

est insuffisante, les malades sont exposés à retom-

» *spécifiques en médécine*), devenir hydropique à la suite de
» l'usage du quinquina dont elle avait abusé sous toutes les
» formes ; il cause aussi par fois des douleurs anomales, la
» jaunisse et autres maladies beaucoup plus graves que les
» fièvres contre lesquelles il était administré. » Je le donnai,
il y a quelques années, à un malade atteint d'une fièvre double tierce ; il n'en prit que deux onces et fut guéri. Mais dès
la première dose, le remède astreignit la gorge, le mal s'ac-
crut à chaque prise et dégénéra en une squinancie grave et
très-opiniâtre. En l'année 1786, je guéris un de mes amis
d'une fièvre tierce, lente, peu développée, et partant longue
et rebelle. J'insistai d'abord, pendant quelque tems, sur les
seuls délayans légèrement stimulans, afin d'obtenir un développement plus complet ; j'évacuai ensuite, mais modérément, dans la crainte d'affaiblir le peu d'énergie que j'avais
cherché à exciter ; la fièvre persévérait, et je recourus au
quinquina qui convenait doublement dans cette circonstance,
soit comme tonique, soit comme fébrifuge. En effet, les accès furent d'abord plus prononcés, et bientôt ils se modérè-
rent. Je continuai l'usage du remède, bien que le malade se
plaignît de quelqu'agacement, d'inquiétudes et d'agitations,
et il fallut, pour compléter la cure, en porter la dose totale
jusqu'à cinq onces. La fièvre céda enfin ; mais le malade fut
consécutivement saisi d'un tremblement nerveux qui résista
près de deux mois à tous les moyens, etc. On ne serait point
fondé à objecter que les conséquences fâcheuses, qui, dans
les deux exemples cités, ont résulté de l'usage du quinquina,

ber (1). Mais quelque recommandable que soit ce médicament employé à propos , il enfante des maux très - graves , s'il est donné à contre-tems.

J'ai parlé plus haut de certaines fièvres inter-mittentes que j'ai dit devoir être traitées par la saignée et les autres moyens antiphlogistiques. Si dans cette espèce , on donnait le quinquina avant d'avoir remédié à l'inflammation , la maladie dégé-nèrerait bientôt en fièvres continues , ou il faudrait s'attendre à des rechutes graves , suivant l'obser-vation de PRINGLE (2).

Dans cette nature de fièvre, le pouls est plus dur , les douleurs de tête plus violentes , la respiration plus difficile et plus accélérée , la soif plus ardente , la langue moins sale , la figure plus enluminée , les urines plus rouges, et pour l'ordinaire le sang qu'on tire est couenneux.

Si pendant l'usage du quinquina , les yeux se

---

ont été le fruit d'une fausse application du moyen curatif; car il a d'ailleurs rempli l'indication et guéri la fièvre. Or le succès d'un remède est la preuve qu'il était indiqué. (*Note du traducteur.*)

(1) TORTI , WERLHOFF.

(2) Observations on the diseases of the army. Pag. 145.

chargent d'une couleur jaune, et si les malades se plaignent d'anxiétés et d'oppression au scrobicule du cœur, il faut, à moins que la faiblesse du sujet n'oblige à la continuer, renoncer à l'écorce du Pérou, et lui substituer les fondans ; autrement elle occasionnerait les squirres des viscères, l'ictère, l'hydropisie, etc.

Mais si la couleur ictérique des yeux disparaît pendant l'intermittence, ainsi que les anxiétés, l'oppression au scrobicule du cœur, l'élévation et la dureté de l'abdomen, on ne doit pas se désister de l'usage du quinquina ; car en emportant la fièvre, il remédiera en même tems à l'ictère qui, dans ce cas, n'est que l'effet du spasme fébrile (1).

Il est des fièvres qu'accompagnent un sentiment intolérable de chaleur et de soif, un léger délire, un pouls très-accéléré, et qui, après trois ou quatre accès, d'intermittentes deviennent continues. Elles exigent un prompt usage du quinquina.

On doit aussi l'employer de bonne heure dans celles qui sont caractérisées par un pouls petit et

---

(1) RAHN. Adversar. medic. practic., vol. 1, pag. 182.

irrégulier, par la somnolence et par la prostration des forces, sur-tout si ces fièvres règnent épidémiquement. ZIMMERMANN (1) a observé, dans un pays marécageux, une fièvre tierce épidémique dans laquelle la céphalalgie était si violente, et l'oppression de poitrine si forte que les malades périssaient dès le second accès.

Il faut encore se hâter d'administrer l'écorce du Pérou dans les fièvres quartes accompagnées d'hémorragies, et dans lesquelles le pouls est faible, la figure pâle, etc. On doit même lui adjoindre, en ce cas, de légers martiaux, afin de remédier plus sûrement à la faiblesse, et par une conséquence nécessaire, à l'hémorragie qui en est l'effet, et afin de prévenir l'hydropisie qui est une suite assez ordinaire des hémorragies.

Dans l'année 1770, on vit des fièvres tierces, accompagnées de l'amertume de la bouche, d'une soif et d'une chaleur violente, et de délires légers. Dans ces fièvres, le quinquina, même après l'évacuation des premières voies, causait des langueurs, des anxiétés et de l'oppression au scrobicule du cœur, et cependant, si on en cessait l'usage, elles

____

(1) De experientia, part. 1, pag. 204.

dégénéraient en continues de la plus mauvaise nature.

La méthode suivante m'a parfaitement réussi dans le traitement de cette épidémie. Après avoir évacué la bile par l'émétique ou par les purgatifs, je donnais une mixture composée avec le vinaigre ou le suc de citron et les sels neutres. Après le troisième accès, j'ajoutais à ce mélange deux ou trois gros d'extrait de quinquina. Cette légère addition suffisait ordinairement pour modérer la fièvre et l'empêcher de devenir continue, tandis que les sels neutres, en entretenant la liberté du ventre, favorisaient l'évacuation des humeurs fétides qui s'y amassaient. Quand la langue était moins sale, les urines moins colorées, et quand les nausées avaient cessé, je diminuais la dose des sels neutres, et la fièvre déja affaiblie par l'extrait de quinquina cédait bientôt complètement à la substance de cette même écorce.

Dans l'origine de ces fièvres intermittentes qui participent au caractère bilieux, et qui sont accompagnées d'une grande chaleur, l'extrait de quinquina convient mieux que ses autres préparations, par les raisons exposées au chapitre de la *fièvre ardente*, pag. 39.

Il y a quelques années qu'il régna des fièvres

dont les symptômes étaient, la prostration des forces, le pouls petit et accéléré, le frisson suivi d'une chaleur légère, la langue blanche, l'appétit faible, la soif supportable, quoique plus forte que dans l'état naturel, la rénitence de l'hypocondre droit, le coma et la tristesse. Les accès n'avaient point de retours fixes, et quelquefois on en remarquait deux dans le même jour. Pendant les paroxismes, les urines étaient crues et très-abondantes et, lorsque l'accès était terminé, elles devenaient rares, brunes et nébuleuses ; le ventre était facile à émouvoir, et les médicamens salins à petites doses déterminaient des dejections extrêmement fétides. La décoction de chiendent et de pissenlit avec la terre foliée de tartre (acétite de potasse) ne changeait rien à l'état de la maladie, et il fallait sans délai recourir à l'écorce du Pérou à laquelle on associait les remèdes nervins, tels que l'esprit de Mendererus (acétite ammoniacal), la mélisse et quelquefois le camphre. A l'aide de ces moyens réunis, les accès se succédaient avec plus de régularité, et se modéraient. La maladie au contraire prenait bientôt un caractère très-dangereux, si on négligeait le prompt usage du quinquina qui cependant, quoiqu'il calmât la violence de la fièvre, ne suffisait pas pour la détruire complètement, mais elle cédait ensuite facilement aux amers.

J'ai parlé des fièvres intermittentes masquées, j'ai dit quelles empruntaient parfois les symptômes de la pleurésie, du cholera, de l'apoplexie; c'est pourquoi bien que la fièvre ait paru entièrement dissipée, et que les urines aient cessé de déposer, si des accidens graves, après avoir été totalement calmés, reparaissent de nouveau, on doit soupçonner l'intermittence, et administrer sans délai l'écorce du Pérou.

Lorsque la diarrhée s'établit pendant l'usage du quinquina, il faut lui laisser un libre cours, si le malade n'en est point incommodé, et sur-tout s'il en reçoit au contraire du soulagement. Car l'abondance de ces excrétions ne coopérera pas peu à la promptitude et à la sûreté de la cure.

Mais si par un effet opposé, la diarrhée affaiblit le malade, et si la fièvre persiste avec opiniâtreté, il convient d'appliquer sur la région de l'estomac, une demi-once ou une once de thériaque d'Andromaque, en forme d'écusson, et si cet expédient est inefficace, on associera, pour combattre le relâchement du ventre, l'opium au quinquina.

La réunion de ces deux remèdes puissans, convient également dans les fièvres produites par la

fraveur

frayeur ou par les autres passions de l'ame , et dans celles qui sont compliquées d'hypocondriacisme ou d'hystéricie.

Dans les fièvres opiniâtres dans lesquelles l'estomac est débile , on allie avec succès à l'écorce du Pérou , les amers , tels que la gentiane , le trèfle d'eau , la petite centaurée , etc. (1).

Quelques médecins conseillent de donner avant l'accès la racine de contra-yerva(2)ou la serpentaire. Ce moyen peut être avantageux dans les contrées marécageuses, aux malades pâles et boursouflés, et à ceux dont le pouls est, pendant l'apyrexie , lent et petit. Mais il faut bien se garder d'y recourir dans les fièvres épidémiques accompagnées de chaleur et de soif , et lorsque les urines sont très-colorées ; car les fièvres automnales sur-tout , d'intermittentes deviendraient bientôt continues.

Les enfans et même quelques adultes ont une répugnance invincible pour l'écorce du Pérou ; il faut alors la leur donner en lavement (n°. 50) (3).

---

(1) Murray , apparatus medicaminum , tom. 2, pag. 15.

(2) Rutti. Mater. medic. Tom. 1 , pag. 136.

(3) J'ajoute , aux lavemens de quinquina , les bains de même nature , et ces deux moyens réunis produisent souvent les meilleurs effets, chez les enfans sur-tout. Hufeland , comme

Mais on doit avoir l'attention de faire précéder celui du quinquina d'un premier de nature émolliente, afin de déterger les intestins. Il faut éviter,

----

on le voit dans l'intéressant et très-instructif *Journal des D.D.*, BREWER et DELAROCHE (*Bibliothèque germanique, n°.4*), prône l'usage de ces bains dont l'expérience m'avait déjà appris à connaître l'efficacité. Sa dose moyenne est de trois onces de quinquina, auxquelles il ajoute, pour chaque bain, quelques poignées de fleurs de lavande, de camomille, de feuilles de menthe, de sauge et de scordium. Il met le tout dans un sac de toile, et on le fait bouillir, pendant quelques minutes, dans une quantité d'eau suffisante, en ayant soin d'exprimer souvent le sac ; on verse ensuite cette décoction dans l'eau du bain. Ma méthode diffère en quelques points : elle consiste à faire bouillir dans une quantité d'eau proportionnée, et à nud, depuis deux onces jusqu'à six d'écorce du Pérou à laquelle j'ai ajouté quelquefois la petite centaurée. Une ébullition de quelques minutes ne me paraît pas suffisante, et elle doit être au moins d'un quart d'heure. Les malades doivent aussi, si leur état le leur permet, entrer plusieurs fois, par jour, dans ce bain qu'on réchauffe, et y rester le plus long-tems qu'il est possible. Immédiatement avant le bain, il convient de leur faire des frictions sèches sur toute l'habitude de la peau. Je dois observer, au reste, qu'HUFFELAND, dans l'ouvrage cité, ne dirige ce moyen que contre la maladie scrophuleuse; mais il y a lieu de croire qu'il l'emploie à plus forte raison contre les fièvres intermittentes, lorsqu'il y est contraint par la répugnance des malades. (*Note du trad.*)

autant qu'il est possible, de donner en lavement la substance même de l'écorce du Pérou ; car, de cette manière et sous cette forme, elle produit des constipations opiniâtres, la dureté des matières excrémentielles, la rénitence et l'élévation de l'abdomen.

Cependant il est nécessaire d'employer la poudre même de quinquina, si la décoction est inefficace, et si la fièvre est très-violente. Mais on interposera de tems en tems quelques lavemens émolliens, pour prévenir ou combattre la constipation.

Une femme du faubourg St. Léopold, d'un genre nerveux très-faible, fut atteinte d'une maladie qui, dès le premier jour, présenta tous les symptômes d'une fièvre putride, tels que les nausées, les vomissemens opiniâtres de matières porracées, le ventre serré, le pouls très-faible et très-accéléré. Les acides, les antiphlogistiques et les lavemens ne furent d'aucun secours. Le second jour, il y eut une légère rémission, mais les vomissemens d'un verd foncé continuaient. La mélisse, la menthe, le vin furent tentés infructueusement. Je fis appliquer sur l'estomac un emplâtre de ladanum, d'opium et de camphre, je n'en obtins aucun effet.

Comme le vomissement persistait et comme la faiblesse était extrême, je prescrivis le laudanum liquide de Sydenham ; la malade le rejetta sur le champ avec le bouillon qu'elle avait pris et beaucoup de matières porracées. Le troisième jour, tous les symptômes avaient pris une nouvelle intensité; il survint une hémiplégie du côté gauche, et l'œil du même côté, était déja cadavéreux. Je fis appliquer des vésicatoires aux jambes et à la nuque, et j'ordonnai qu'on fomentât le ventre et la région de l'estomac avec une infusion aromatique de rue et de romarin : ce fut encore sans succès. Cependant, le jour suivant, la maladie parut se modérer un peu ; le pouls, toujours très-faible, fut moins précipité; les urines furent plus colorées et légèrement hypostatiques; mais la malade continuait à balbutier, et le côté paralysé était toujours dénué de mobilité. Cette seconde rémittence, quelque peu sensible qu'elle fût, me fit soupçonner une fièvre masquée, et je proposai l'écorce du Pérou à quelques médecins d'un mérite distingué quej'avais appelés en consultation. L'un d'eux ne vit que de l'hystéricisme dans cette maladie, et se retrancha sur l'usage du musc; mais la malade le vomit à l'instant, toujours avec une grande abondance de matières porracées. Le tems était précieux, et tout délai pouvait devenir funeste ; je résolus de tenter le quinquina ; mais, comme il était certain que l'estomac ne le supporterait pas, je le prescrivis en lavemens : ils furent composés de deux gros de cette écorce en poudre, dans une décoction de même nature, et on les réitéra toutes les trois heures. L'accès suivant ne fut pas plus violent que les précédens, et pendant trois jours les choses restèrent dans le même état. Je m'étonnais cependant que l'effet d'une aussi forte dose de quinquina ne répondît pas mieux à mon attente. J'avais apperçu, par un heureux hasard, une vessie dont se servait la garde-malade pour administrer ces lavemens, et il me vint à l'idée que l'inefficacité du remède pouvait bien dépendre de la défectuosité de l'instrument dans lequel, en effet, il restait une partie de la substance du médicament ; de sorte que les vaisseaux absorbans qui, d'ailleurs sont en petit nombre dans le rectum, ne pouvaient, par cette double raison, en pomper une suffisante quantité. En conséquence, je fis substituer une seringue à la vessie. Bientôt tous les symptômes s'évanouirent, et je complétai la cure en faisant prendre l'écorce du Pérou par le haut, dès que l'estomac de la malade put le supporter.

La faiblesse du côté gauche et l'embarras de la langue subsistèrent encore quelque tems; j'y remédiai par des pillules composées avec les gommes férulacées, l'extrait de mars et le castoreum, et par les bains de Bade.

J'ai également guéri, par les lavemens de quinquina, le père de cette même femme, sujet de l'observation précédente. Ce vieillard, plus que sexagénaire, était en proie à une fièvre apoplectique masquée, et se refusait obstinément à prendre toute espèce de remède.

Si un enfant à la mamelle est atteint d'une fièvre intermittente, il faut faire prendre l'écorce du Pérou à la nourrice (1).

On vante, pour les enfans, la poudre de quinquina délayée avec l'eau et appliquée entre deux linges fins, en forme de cataplasme, sur l'abdomen. Mais j'ai trouvé cette méthode inefficace. Elle le sera bien davantage si, comme le veut Pye, on enveloppe le mélange dans un linge double.

---

(1) L'expédient indiqué par l'auteur sera moins efficace que les bains de quinquina, *voyez pag.* 225, *note* (3). On peut, au reste, employer concurremment, et avec avantage, l'un et l'autre moyen. (*Note du traducteur.*)

On voit , sur-tout dans les contrées marécageuses, des fièvres intermittentes qui résistent très-
opiniâtrement au quinquina , ou qui ne lui cèdent
que pour un tems et ne tardent pas à reparaître.
Le changement d'habitation est en ce cas le remède
à conseiller.

Rien n'est aussi perfide que les remèdes prônés
parmi le peuple pour la guérison des fièvres. Les
habitans des campagnes prennent de l'esprit de
vin auxquel ils ajoutent du poivre. Ce mélange
incendiaire est propre à enflammer l'estomac , à
changer les fièvres intermittentes en continues, et
peut quelquefois même les rendre mortelles.

L'usage de l'alun et du vitriol a quelquefois
causé des consomptions. L'arsenic , de quelque
manière qu'on l'emploie , produit les vomissemens , les fièvres lentes et la mort , suivant le
témoignage des plus grands médecins. J'ai vu
moi-même une fièvre quotidienne causée par une
teinture d'arsenic prescrite par un charlatan, à Léip-
sick , laquelle fièvre depuis cinq ans éludait tous
les remèdes et consumait le malade. Aussi est-ce
avec grande raison que WERLHOFF dit que l'arsenic
ne doit jamais être mis en usage par un homme
instruit et ami de l'humanité.

Il est encore d'autres remèdes vantés par les

ignorans, comme spécifiques dans les fièvres intermittentes. Mais les uns sont trop échauffans et
pervertissent ces maladies en continues, les autres
sont astringens, et en cette qualité ils font naître
des obstructions et quelquefois l'hydropisie.

Quelques malades voudraient couper la fièvre,
en se livrant à un mouvement très-violent avant
l'accès. Mais ce moyen tend encore à rendre les
intermittentes, continues.

D'autres essaient de se guérir par une diète
sévère, mais le succès de leur tentative est souvent
très-malheureux. Cette abstinence complète rend
les humeurs plus acres, ruine les forces et épuise
le corps. VAN-SWIETEN en a vu résulter les effets
les plus fâcheux dans les fièvres quartes, et il en
conclut que, même dans le principe de ces fièvres,
il n'est pas prudent de prescrire une diète trop
austère.

On préconise aussi comme spécifique dans les
fièvres intermittentes, l'écorce de saule, l'arnica,
le bois de quassie. Mais c'est avec justice que
SPIELMANN (1) met ce dernier remède, considéré

---

(1) Institutiones mat. med. pag. 225.

comme fébrifuge , bien au‑dessous de l'écorce du Pérou.

BERGIUS (1) a mainte et mainte fois essayé l'écorce de saule , sans aucun succès.

Ce célèbre médecin a également tenté , dans les fièvres quartes, l'usage de la décoction et de la poudre d'arnica que les médecins de Berlin (2) recommandent comme très-propre à détruire le foyer des fièvres sujettes à récidive. Il n'en a retiré aucun avantage, et même il a eu lieu de remarquer que sa décoction notamment fatiguait cruellement les malades (3). Au reste les zélateurs des remèdes

____

(1) Materia medica , tom. 1, pag. 788.

(2) Decade prima , pag. 61.

(3) STOLL ayant reconnu l'insuccès fréquent du quinquina dans les fièvres quartes, doubles et triples quartes, tenta, sur ces maladies , l'usage des fleurs d'arnica. Il composa, avec ces mêmes fleurs réduites en poudre et le sirop d'écorces d'oranges , un électuaire épais, et il en fit prendre aux malades, quatre fois par jour, la grosseur d'une noix muscade. Cette dose produisait des flatuosités et une cardialgie supportables. Si les malades en prenaient davantage , ils éprouvaient des douleurs d'estomac cruelles , ils poussaient des cris et étaient inondés d'une sueur froide et gluante. Le pouls était grave, plein et très-lent ; le ventre était serré et ne s'ouvrait guères que par le secours des layemens. Cette cardialgie était

ci-dessus mentionnés, paraissent accorder plus de confiance encore au quinquina, car ils ne manquent jamais de l'ajouter à leurs moyens de prédilection, quand ceux-ci donnés isolément ont manqué leur effet.

Ce n'est pas par un petit nombre de faits cités en sa faveur qu'on peut prouver la spécificité d'un remède.

En effet, avant qu'on eût découvert les vertus du quinquina, on employait avec succès les fondans et les amers. RUTTI (1) a quelquefois guéri

---

calmée, d'une manière aussi sûre que prompte, par les clystères, les carminatifs et sur-tout l'opium. Les triples quartes étaient changées, par cette méthode, en doubles quartes, et celles-ci en simples : enfin, elles disparaissaient, les unes et les autres, sans danger de rechute. Ceux qui prenaient les plus fortes doses de cet électuaire, éprouvaient à l'estomac des douleurs bien plus vives ; mais ils étaient plutôt guéris. « Comme si, ajoute ce savant observateur, ce sentiment » incommode de l'estomac eût lui-même étouffé les paroxis- » mes fébriles ; ce qui prouve qu'il est nécessaire, pour re- » médier à une fièvre très-opiniâtre, de porter sur les nerfs » des entrailles une action violente et proportionnée à la » maladie. » V. STOLL, médec. prat., an. 1779, décemb. (*Note du traducteur.*)

(1) Mater. medic. pag. 217.

des fièvres intermittentes qui avaient résiste à l'écorce du Pérou, par l'infusion de petite centaurée, par la poudre de camomille ou par le suc de cette même plante donné à la dose de deux ou trois cuillerées, avec addition de quelques gouttes d'esprit de vitriol (acide sulfurique étendu d'eau), et cependant on ne peut pas en inférer que ces remèdes soient spécifiques.

J'ai vu quelquefois des fièvres intermittentes qui, aussitôt après les premières doses de quinquina, devenaient très-modérées, et qui, bien qu'affaiblies, persistaient néanmoins, quoique les malades continuassent à prendre de fortes doses du remède. En pareil cas, tant que je n'appercevais aucun symptôme grave, je restais dans l'inaction, et la cure pour l'ordinaire se complétait d'elle-même. Ce qui confirme l'opinion du célèbre TORTI (1) qui pense que, quand les retours de la fièvre sont légers, il faut abandonner à l'effervescence de la fièvre elle-même ces restes de ferment fébrile que deux ou trois accès détruiront.

La diète doit varier suivant le type des fièvres, l'idiosyncrasie du sujet et la longueur de la ma-

____

(1) Therap. special. pag. 273.

ladie. Elle doit être plus nourrissante pour les femmes grosses, les malades épuisés, les enfans et les vieillards.

Les fièvres quotidiennes et tierces exigent une diète plus sévère que la quarte; plus les accès sont longs et plus ils sont fréquens, moins on doit nourrir les malades.

On doit interdire non-seulement aux fébricitans, mais même aux convalescens, les viandes grasses, celles qui sont durcies à la fumée, les légumes et tout ce qui est propre à créer un chyle crud; car tous ces alimens sont capables de faire naître la fièvre, même chez ceux qui jouissent de la meilleure santé.

PRINGLE défend les fruits d'été dans les fièvres intermittentes.

Les malades doivent s'abstenir de toute espèce d'alimens à l'approche des paroxismes.

On peut, pendant l'intermittence, permettre l'usage modéré du vin aux vieillards, aux sujets pituiteux et à ceux qui ont une grande habitude de cette boisson, à moins que la fièvre menace de devenir continue.

Rien n'est plus propre à réparer les forces que le sommeil prolongé.

Un exercice modéré, pendant l'apyrexie, facilite

l'assimilation des alimens , détermine les excrétions alvines , provoque les urines et favorise la transpiration.

Cette dernière évacuation doit être soigneusement entretenue , et à cette fin , les malades doivent être convenablement vêtus ; ils doivent se garantir de l'air extérieur pendant la nuit et éviter les lieux humides et marécageux.

Quelquefois l'œdême se joint aux autres symptômes des fièvres intermittentes; s'il n'est pas causé par quelque engorgement des viscères , il cède assez facilement aux frictions légères , à l'usage du rob de sureau , de genièvre , aux infusions amères et légèrement stimulantes (n°. 51).

Or , on jugera que l'œdême est uniquement le produit de la faiblessse , et non l'effet des obstructions , si la conjonctive conserve sa blancheur naturelle , si le ventre est libre , si précédemment le malade a usé habituellement d'alimens de mauvaise qualité , et enfin par l'abattement des forces provenant de la violence des accès.

Les fièvres intermittentes de longue durée affaiblissent tellement ceux qui en sont atteints , qu'ils restent languissans long-tems après que la maladie a cessé. En ce cas, les amers , les remèdes légèrement fortifians , les alimens restaurans et de facile digestion , le bon vin produiront les effets les plus avantageux.

Van-Swieten conseille , comme fortifiant , le biscuit (de mer) trempé dans du vin austère , afin que cette liqueur passe moins vîte et agisse plus long-tems sur la surface interne de l'estomac.

L'air de la campagne et l'équitation sont aussi deux puissans corroborans.

Les préparations d'acier unies au quinquina forment un médicament efficace pour les personnes faibles , et , dans le cas de récidive , ce genre de remède est aussi très-propre à combattre les sueurs visqueuses auxquelles ces malades sont sujets.

Le vin de quinquina chalibé produit , dans cette circonstance , d'excellens effets. Le fer , ajoute Van-Swieten , dissous par des acides-faibles , n'agit pas seulement par sa vertu austero-astringente , mais il excite encore merveilleusement les forces de la vie par son souffre métallique (1) lequel opère d'une manière si bienfaisante sur l'économie animale.

On peut aussi, en faveur de ceux qui répugnent

---

(1) *Souffre métallique du fer.* Erreur de l'ancienne chymie : le fer ne contient et ne fournit pas de souffre. *(Note du traduc.)*

aux préparations vineuses, substituer à celle-ci des pillules composées de limaille de fer, d'extrait résineux de quinquina, de mastic, etc.

Quelquefois l'estomac seul reste faible. On lui rendra le ton qui lui manque à l'aide de l'élixir antifébrile du codex de Vienne (1), ou au moyen d'es-

---

(1) Élixir antifébrile du codex de Vienne :

Prenez   Feuilles et tiges de chardon béni.
          — De petite centaurée. . . .
          — De trèfle d'eau. .   aa   . 1 once et $\frac{1}{2}$
          — D'absynte. . . . . . 1 once.
          Racine de gentiane. . . . . 2 onces.
          — De zédoaire. . . . .
          — De galanga. . . . . .
          Écorce de winter . . . . .
          — De cascarille . . . . .
          — Récente d'oranges.   aa   . demi - once.
          — Du Pérou. . . . . . 3 onces.
          Sel fixe de tartre (carbonate de
            potasse) non saturé. . . . demi - once.
          Fleurs ammoniacales martiales
            (muriate ammoniacal de fer
            sublimé) . . . . . .
          Noix muscades. . .   aa   . 2 gros.

Coupez, faites infuser dans cinq livres d'eau-de-vie, et laissez en digestion pendant trois jours ; filtrez.

La composition de cet élixir en indique assez l'efficacité.

sences de plantes amères, comme celle d'absynthe, à la dose d'un demi-gros. Si les malades ne supportent pas les spiritueux, on pourra y suppléer par l'élixir stomachique du même dispensaire (1), ou

---

La dose, dans le cas dont il s'agit, est de deux ou trois cuillerées à café par jour. Les Allemands ne l'emploient pas seulement, comme stomachique et fortifiant, dans les convalescences; ils le regardent encore comme un excellent fébrifuge, et ils s'en servent avec succès, mais à des doses plus fortes, contre les fièvres intermittentes. (*Note du traducteur.*)

(1) Élixir stomachique du codex de Vienne :

Prenez   Extrait d'absynte. . . . . .

         — De chardon béni. . . . .

         — De petite centaurée. . . .

         — De gentiane. . . . . .

         Sel de tartre. . . . aa . 1 once.

         Zest d'écorces d'oranges amères . 4 onces.

Coupez et jetez dans quatre livres d'excellent vin de Hongrie (*) ; faites infuser chaudement pendant une nuit; exprimez ensuite fortement et filtrez.

Ce second élixir, pour être moins spiritueux que le précédent, ne laisse pas d'être encore très-énergique et très-chaud. Il convient sur-tout aux personnes phlegmatiques, aux habitans des contrées marécageuses, et dans les fièvres qui surviennent à la suite de tems humides et pluvieux. On peut,

(*) On peut suppléer au vin de Hongrie par celui d'Espagne.

par

par un électuaire fait avec la thériaque diatessaron et le gingembre confit.

Si l'atonie est telle que les fonctions des viscères chylopoétiques soient presque nulles, les frictions faites à jeûn, et sur toute l'étendue de l'abdomen, avec une flanelle rude, ont produit, en ce cas, des effets merveilleux, sur-tout lorsqu'on a eu soin d'imprégner l'étoffe de fumée de succin, de mastic (n°. 53). J'ai connu, il y a quelques années, un homme qui, dans une semblable situation, avait usé infructueusement de tous les remèdes appropriés à son état, et qui avait été guéri par ces mêmes frictions que lui avait conseillées VAN-SWIETEN.

Les premières doivent être plus légères, et les suivantes graduellement plus fortes.

Les sueurs qui continuent quelquefois après la guérison des fièvres intermittentes, doivent être combattues par les moyens indiqués au chapitre de la *fièvre ardente*, pag. 58.

Autrefois, après avoir dompté la fièvre par le moyen du quinquina, quelques médecins ne man-

---

au reste, les affaiblir l'un et l'autre, s'il est nécessaire, en les donnant dans quelqu'excipient approprié. (*Note du trad.*)

quaient jamais de purger les convalescens; d'autres,
au contraire, condamnaient sévèrement, et dans
tous les cas indistinctement, tout ce qui pouvait
émouvoir et relâcher le ventre, dans la crainte
d'occasionner une rechute. Ces deux méthodes
exclusives sont également répréhensibles (1). Sans
doute, ce serait une pratique condamnable de
purger les convalescens, et de porter le trouble
chez eux sans indication; mais, d'une autre part,
il arrive par fois, à la suite de la fièvre, qu'il se
forme des amas d'humeurs croupissantes dans les
premières voies; ou bien l'appétit renaissant et le
plus souvent immodéré est cause de la mauvaise
coction des alimens dont les produits indigestes,
s'ils n'étaient promptement mais doucement éva-
cués, formeraient bientôt le foyer d'une nouvelle
fièvre. C'est ainsi que VAN-SWIETEN, à la suite
d'une certaine fièvre intermittente épidémique, et
deux ou trois semaines après la cessation absolue
des paroxismes, donnait avec grand succès un
léger purgatif qu'il répétait même plusieurs fois
selon le besoin, et les malades évacuaient à chaque
purgation une énorme quantité de saburre bilieuse.

____

(1) Voy. pag. 102, note (1).

Si on négligeait cette précaution, les urines redevenaient rouges, et l'anorexie, la saleté de la langue, l'ictère même étaient les suites ordinaires de cette omission.

Il existe encore d'autres fièvres, telles sont les rhumatiques, les hémorrhoïdales, etc. : j'en parlerai en traitant des maladies d'où elles tirent leurs noms.

DE LA FIÈVRE PUERPÉRALE.

Je terminerai ce traité des fièvres par celle qu'on appelle puerpérale, sur laquelle je m'étendrai peu. Les auteurs diffèrent d'opinion sur la nature de cette maladie. Les uns pensent qu'elle est inflammatoire, les autres veulent qu'elle soit putride, et plusieurs prétendent qu'elle appartient à la classe des fièvres malignes.

Les fièvres puerpérales sont rarement inflammatoires, à moins qu'elles ne soient rendues telles, ou par les manœuvres mal-adroites des sages-femmes et par l'irritation cruelle et les déchiremens qui en sont l'effet, ou par le contact de l'air trop froid, d'où résulte la suppression des lochies ; les femmes vigoureuses et d'une complexion pléthorique à qui , sous prétexte de les sustenter , on fait boire , au moment de l'accouchement , des vins spiritueux , sont aussi exposées à ce genre de complication.

Cette fièvre , de sa nature , n'est le plus souvent qu'une synoque simple qui , négligée ou mal traitée , dégenère en fièvre putride, ce qui arrive sur-tout si on ne veille pas scrupuleusement à la propreté du linge de corps et de lit de l'accouchée, ou si elle est fatiguée par de trop nombreuses visites.

La fièvre puerpérale devient aussi très-souvent exanthématique, lorsque, pendant la grossesse, les malades ont été saignées copieusement et sans nécessité ; lorsqu'elles l'ont été à contre-tems après l'accouchement ; lorsqu'on les a soumises à un régime échauffant, ou enfin quand , pour remédier à un léger mouvement fébrile , on leur a prescrit imprudemment la mixture d'Hoffmann (v. p. 77), le camphre , etc.

Les moyens propres à prévenir cette maladie sont : une diète légère , l'usage des délayans et des émolliens (à moins que ces remèdes ne soient contr'indiqués par quelques circonstances particulières) , la liberté du ventre entretenue à l'aide des lavemens , la propreté du lit de l'accouchée , la pureté de l'air ambiant , et le soin de le renouveler , de tems en tems , avec les précautions requises ; enfin , l'indication prophylactique exige encore que les malades s'abstiennent de trop parler , qu'elles évitent de se livrer à des mouvemens passionnés , et qu'on leur interdise toute espèce de médicament , tant qu'elles sont dans une situation satisfaisante.

Les tranchées qui accompagnent l'excrétion des caillots après l'accouchement , sont ordinairement supportables ; si cependant elles sont trop violentes , on les calmera à l'aide des parégoriques administrés avec prudence. Mais si l'opium , même à dose légère , plongeait dans un sommeil profond les nouvelles accouchées , et principalement celles qui sont d'une constitution délicate , s'il occasionnait de la torpeur , des pesanteurs de tête, et sur-tout du délire , quelque léger qu'il fût , il faudrait renoncer aux narcotiques (1).

Lorsque la fièvre de lait est violente , que les malades sont tourmentées par l'excès de la chaleur et de la soif , et que le ventre est serré , outre les lavemens , je prescris les antiphlogistiques avec

---

(1) Traller , usus opii salutaris et noxius. T. 4 , p. 120.

les sels neutres, et je n'en ai jamais vu résulter aucun inconvénient.

Le traitement de la fièvre puerpérale est généralement le même que celui des autres fièvres inflammatoires, putrides ou mixtes, et doit être approprié à celui de ces caractères auquel elle participe. Nous nous contenterons d'observer qu'on doit être très-circonspect, dans cette maladie, sur l'emploi des vésicatoires, à raison de leur propriété irritante et de leur influence sur les voies urinaires. Dès qu'on remarquera quelque disposition putride, il faudra, après les évacuations préliminaires, en venir incontinent à l'usage du quinquina. Les médecins auraient tort de redouter, en pareil cas, l'effet des purgatifs. FELIX PLATER, dans une fièvre puerpérale grave et accompagnée de convulsions, ne craignit pas de donner un minoratif, et l'effet répondit à son attente. Mais il faut sans doute éviter les cathartiques violens.

Ces méthodes, soit prophylactique, soit curative, m'ont si bien réussi que, sur une quantité innombrable de femmes en couches que j'ai eu à diriger depuis 28 années, un très-petit nombre a été atteint de la fièvre puerpérale, et une seule, excessivement intempérante sous tous les rapports,

en est morte il y a deux ans. D'après les rele-
vés (1) faits à l'hospice royal destiné aux femmes
en couches , sur 337 femmes , deux seulement ont
eu la fièvre puerpérale ; l'une d'elles a succombé.
Ces succès sont attribués avec raison au régime
froid , à la propreté requise , à l'adresse de la
sage-femme employée dans cette maison , et à la
simplicité du traitement.

____

(1) Societatis medicæ hauniensis collectanea. Vol. 1 ,
pag. 373.

FIN DU TRAITÉ DES FIÈVRES
ET DU TOME PREMIER.

TABLE

DES CHAPITRES.

CHAPITRE VII.

CHAPITRE VIII.

CHAPITRE IX.

CHAPITRE X.

CHAPITRE XI.

CHAPITRE XII.

Fin de la table.

ERRATA.

Pag. iv, lig. 20 , *fruits* , lisez : *fruit.*

Pag. xiij, lig. 21, *adminsitration*, lisez : *administration.*

Pag. 17, dern. lig., *les hémorragies* , lis. *certaines hémorragies.*

Pag. 22 , 1re. lig., *Glauder*, lisez : *Glauber.*

Pag. 45 , dernière lig. , *mettr* lisez : *mettre.*

Pag. 61 , lig. 5 , *perspircable* , lisez : *perspirable.*

Pag. 69 , lig. 16 , *compèltement* , liséz : *complétement.*

Pag. 85 , lig. 7 , *obscur* , lisez : *sourd.*

Pag. 86 , ligne 5 , dans quelques exemplaires, on lit : *les maladies de cette constitution*, lisez : *ce dangereux symptôme.*

Page 86 , ligne 28 , *soubresauts , des tendons* , retranchez la virgule.

Page 97 , ligne 2 , *forcee* , lisez : *forces.*

Page 97 , ligne 19 , *sulfurique* , lisez : *sulfureux.*

Page 111 , avant-dernière ligne , *de sureau. . . . 1 once,* lisez : *de sureau. . . aa . . 1 once.*

Page 199 , ligne 17 , *que dans*, lisez : *que la.*

Page 212 , ligne 21 , *ils augmenent* , lisez : *ils augmentent.*

Page 236 , ligne 3 , *vielliards*, lisez : *vieillards.*

Page 239 , ligne 8 , et page 240 , ligne 13 , *béni*, lisez : *bénit.*